Monthly Book

Medical Rehabilitation

編集企画にあたって………

　臨床的な高次脳機能障害との差異について様々な議論がなされながらも，厚生労働省による行政的な"高次脳機能障害"の定義が示されてから相当の期間が経ち，医療・福祉分野においても，"高次脳機能障害"に対するリハビリテーションの必要性は一定のコンセンサスを得たと言えるだろう．

　高次脳機能障害の中でも，記憶障害は我々が最も多く遭遇する障害の一つである．また，近年の高齢社会において，高齢者の認知機能の低下や認知症に対する予防的，あるいは治療的取り組みが脚光を浴びており，記憶障害に対するアプローチの重要性が見直されているところである．

　"記憶とは何か"を明確に定義することは難しいが，我々が日常生活や社会生活を送る際に，記憶に関連する処理の過程はあらゆる行為や行動に影響を及ぼす．その意味で記憶機能は人間としての活動に不可欠であり，記憶がどのようなものであるか，記憶を司る脳部位はどこか，記憶障害がどのようにして起こるか，記憶や記憶障害をどのように評価するか，記憶障害に対してどのようにアプローチすれば良いかなどを再確認することは，この社会情勢の中で記憶障害の治療戦略を立てるにあたって非常に重要であると考える．そこで本企画では，医療や福祉現場で患者の治療にあたる関係者の誰もが記憶障害のリハビリテーションの治療戦略を立てることができるよう，この一冊で記憶について知り，適切に評価し，かつアプローチの方法が理解できるように，記憶の成り立ちから障害の原因と特徴，記憶の評価，記憶障害のリハビリテーション治療，最新のエビデンスまで，各分野の第一線でご活躍の方々にご執筆を頂いた．

　「平成」から「令和」となって時代の名称が変わっても日々の生活は変わらず続いている．世の中がめまぐるしく進歩する現代においても人間の脳活動についてはまだまだ多くの謎が残っており，臨床家や科学者が取り組むべき課題は多い．しかし，本誌が，少なくとも今，我々の目の前にいる患者の症状を少しでも改善させ，生活への影響を最小限にしたいと願い，日々奮闘する医療および福祉関係者の診療の一助となれば幸甚である．

2020 年 2 月
大沢愛子

Key Words Index

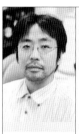

上田敬太
（うえだ けいた）

内科を中心にローテートを4年間行い，その後京都大学精神科に入局．
2001年 京都大学附属病院精神科神経科，非常勤医師
2002年 大阪赤十字病院精神科
2004年 京都大学大学院医学研究科
2008年 同大学研修員
2009年 京都大学大学院医学研究科精神医学，助教
京都市身体障害者リハビリテーションセンター附属病院（現：京都市地域リハビリテーション推進センター），嘱託医
京都大学附属病院脳神経外科神経心理外来
2015年 御所南リハビリテーションクリニックでも神経心理外来を担当
2019年 京都大学大学院医学研究科脳病態生理学，講師

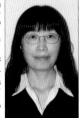

繁野玖美
（しげの くみ）

1984年 国立療養所東京病院附属リハビリテーション学院作業療法学科卒業
1992年 米国南カリフォルニア大学大学院作業療法学専攻修士課程修了
東京都リハビリテーション病院，作業療法士
1997年 世田谷区立総合福祉センター，作業療法士
2019年 世田谷区立保健センター，作業療法士

船山道隆
（ふなやま みちたか）

1996年 慶應義塾大学医学部卒業
同大学精神神経科入局
1997年 足利赤十字病院内科
1998年 同病院神経精神科
2009年 同，部長

大沢愛子
（おおさわ あいこ）

2002年 和歌山県立医科大学卒業
同大学附属病院診療医臨床研修
2004年 川崎医科大学リハビリテーション科，臨床助手
2008年 埼玉医科大学，助教/同大学国際医療センターリハビリテーション科，医長
2010年 同大学，講師/同大学国際医療センターリハビリテーション科，副診療科長
2013年 国立長寿医療研究センター機能回復診療部，医員
2014年 同センター認知行動科学研究室，室長
2017年 同センターリハビリテーション科部リハビリテーション科，医長

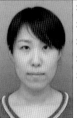

鈴木由希子
（すずき ゆきこ）

2007年 大阪市立大学卒業
兵庫県立尼崎病院
2010年 済生会熊本病院神経内科
2012年 兵庫県立尼崎病院神経内科
2018年 大阪大学大学院医学系研究科修了
2019年 大阪大学精神医学教室，特任助教

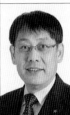

前島伸一郎
（まえしま しんいちろう）

1986年 藤田保健衛生大学医学部医学科卒業
1992年 同大学院医学研究科（リハビリテーション医学）修了
1993年 和歌山県立医科大学脳神経外科，助手
1997年 国保日高総合病院脳神経外科，医長
2000年 和歌山県立医科大学リハビリテーション科，講師
2004年 川崎医療福祉大学医療技術学部，教授
2007年 埼玉医科大学国際医療センター，教授・診療科長
2013年 藤田保健衛生大学医学部リハビリテーション医学II講座，教授
2018年 金城大学，学長

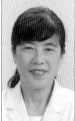

太田信子
（おおた のぶこ）

1997年 川崎医療福祉大学医療技術学部感覚矯正学科言語聴覚専攻卒業
倉敷平成病院リハビリテーション科
2011年 川崎医療福祉大学大学院医療技術学研究科修了
川崎医科大学附属川崎病院（現：川崎医科大学総合医療センター）リハビリテーションセンター，言語聴覚士
2014年 川崎医療福祉大学リハビリテーションセンター，言語聴覚士
2015年 川崎医療福祉大学医療技術学部感覚矯正学科言語聴覚専攻，講師
2019年 同大学リハビリテーション学部言語聴覚療法学科，准教授

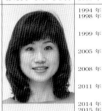

高岩亜輝子
（たかいわ あきこ）

1995年 福岡教育大学言語障害教育教員養成課程修了
白十字病院リハビリテーション科，言語聴覚士
2003年 九州大学大学院医学研究院神経内科研究員
2004年 富山医科薬科大学（現：富山大学）附属病院リハビリテーション部（脳神経外科），言語聴覚士
2010年 富山大学大学院医学薬学教育部生命・臨床医学専攻博士課程修了
2017年 十文字学園女子大学人間生活学部児童教育科，准教授

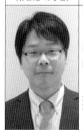

佐治直樹
（さじ なおき）

1999年 岐阜大学医学部卒業
同大学病院・関連病院において内科・神経内科を研修
2003年 兵庫県立姫路循環器病センター神経内科，医長
2011年 神戸大学大学院医学系研究科医学博士
川崎医科大学脳卒中医学教室，特任講師
2014年 同，特任准教授
2015年 国立長寿医療研究センターもの忘れセンター，医長
2016年 同，副センター長

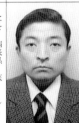

武田英孝
（たけだ ひでたか）

1988年 慶應義塾大学医学部卒業
同大学内科学教室（神経内科），助手
1992年 同大学大学院修了
1995年 同大学医学部救急部 出向，助手・指導医
1997〜2001年 米合衆国国立保健研究所（NIH）脳卒中部門 留学，訪問研究員
2001年 慶應義塾大学医学部内科学教室（神経内科），助手
2005年 埼玉病院神経内科，医長
2007年 埼玉医科大学国際医療センター 神経内科・脳卒中内科，准教授・診療副科長・病棟医長
2011年 山王メディカルセンター
国際医療福祉大学脳神経内科，教授

吉村貴子
（よしむら たかこ）

1994年 慶應義塾大学卒業
1998年 和歌山県立医科大学附属病院脳神経外科，言語聴覚療法担当
1999年 大阪教育大学大学院教育学研究科修士課程修了
2005年 大阪外国語大学大学院言語社会研究科後期博士課程修了
2008年 大阪河崎リハビリテーション大学言語聴覚学専攻，講師
2011年 大阪滋慶学園専門学校言語聴覚士学科，副学科長
2014年 同，学科長
2015年 京都学園大学健康医療学部言語聴覚学科，准教授
2019年 京都先端科学大学（京都学園大学より改称）健康医療学部言語聴覚学科，教授

Contents

記憶障害のリハビリテーション診療 —私のアプローチ—

編集／国立長寿医療研究センター医長　大沢愛子

Monthly Book

MEDICAL REHABILITATION No. 246/2020. 3 目次

編集主幹／宮野佐年　水間正澄

読んでいただきたい文献紹介

　記憶障害のリハビリテーションを行うためには，その原因を知り，障害の有無と程度ならびに障害の特徴を正しく評価する必要がある．これらの情報が整って初めて，どのような治療を行っていくのかという戦略を立てることが可能になる．そのために読んでいただきたい論文について下記に紹介した．記憶に関する古典的な内容から総説的なもの，また，記憶障害の原因や特徴を明らかにしようとする論文や治療的試みに対する解説まで，幅広い内容を含むよう配慮した．古典に学びながら，一人ひとりの症例を大切に治療し，ぜひ下記に紹介した論文のように症例の報告を行って，記憶障害のリハビリテーション診療の今後の発展に寄与していただきたいと切に願っている．

1) Squire LR：Memory and brain. Oxford University Press, 1987.（和訳：河内十郎（訳）：記憶と脳　心理学と神経科学の統合，医学書院，1989.）
2) 石合純夫：記憶障害．高次脳機能障害学，第2版，pp. 197-220，医歯薬出版，2012.
3) 加藤元一郎：前頭前野と記憶障害．高次脳研，31(3)：311-318，2011.
4) Baddeley A：The episodic buffer：a new component of working memory? *Trends Cogn Sci*, 4：417-423, 2000.
5) 吉村貴子ほか：言語流暢性課題に現れた認知症のワーキングメモリの特徴　言語流暢性課題にはワーキングメモリの中央実行系が関連する可能性がある．高次脳研，36(4)：484-491，2016.
6) 前島伸一郎ほか：高齢者における展望的記憶の検討―とくに存在想起と内容想起の違いについて―．*Jpn J Rehabil Med*, 43：446-453, 2006.
7) 大沢愛子ほか：脳動脈瘤破裂によるくも膜下出血後の言語性記憶の特徴．*Jpn J Rehabil Med*, 49(9)：625-630, 2012.
8) Osawa A, et al：Topographic disorientation and amnesia due to cerebral hemorrhage in the left retrosplenial region. *Eur Neurol*, 59(1-2)：79-82, 2008.
9) 原　寛美：記憶障害とリハビリテーション―何を評価し，どのように治療するか：機能訓練．総合リハ，30：313-319，2002.
10) 三村　將：脳機能からみた記憶障害のリハビリテーション．脳の科学，24：553-560，2002.
11) 橋爪一幸：記憶障害とリハビリテーション―何を評価し，どのように治療するか：代償手段．総合リハ，30：321-327, 2002.
12) Wilson BA：Rehabilitation of Memory, The Guilford Press, 1987.（和訳：江藤文夫（監訳）：記憶のリハビリテーション，医歯薬出版，1990.）
13) 大沢愛子，前島伸一郎：リハビリテーション医学　記憶障害の最前線．医学の歩み，254(4)：305-307, 2015.

（大沢愛子）

MB Med Reha **No.246**：**1-6**, 2020

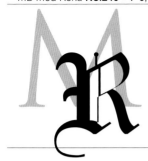

特集／記憶障害のリハビリテーション診療―私のアプローチ―

記憶を司る脳部位

武田英孝*

Abstract 記憶において重要な働きをする脳の部位は，大脳辺縁系の一部をなす海馬体-乳頭体-視床前核-帯状回後部-海馬体というループを形成している Papez の回路が中心的役割を果たしているとされている．他方，情動に関与する部位として，扁桃体-視床背内側核-前頭前野-帯状回前部-扁桃体を結ぶ Yakovlev の神経回路が知られており，両者は海馬傍回皮質や側坐核，淡蒼球，視床正中核，視床下部などを介し神経結合をもち相互に影響を及ぼし合っている．強い感動を覚えたときに鮮明に記憶に残ること，恐怖のため記憶をなくすことなどは，記憶と情動とのかかわりを示す好例であろう．記憶と情動の接点の観点から，特に構造・機能的に重要な役割を果たしているとされる海馬体，扁桃体および帯状回について，その結合様態や現時点で共通の認識とされている知見についても概説する．

Key words 記憶(memory)，情動(emotion, affect)，Papez 回路(Papez circuit)，Yakovlev 回路(Yakovlev circuit)，海馬(hippocampus)，扁桃体(amygdala)

はじめに

大脳皮質にはその様々な機能に応じた部位局在があり，視覚，聴覚，体性感覚などの一次感覚野（それぞれ後頭葉，側頭葉，頭頂葉に中枢をもつ）の他にこれらの感覚を統合，判断し情報を保持する連合野（前頭葉，側頭葉，辺縁葉）が存在する．さらに，それぞれの機能を密接に接続連絡する特異的な神経回路が存在している．喜怒哀楽などの感情の責任部位として，扁桃体を中心とする側頭葉内側部，前頭葉眼窩面，辺縁葉，視床背内側核などが知られており，呼吸や脈拍，顔色の変化を伴う強い情動の変化には自律神経系との線維結合が存在する．また，記憶，特に陳述記憶にかかわる責任部位として，海馬，海馬傍回および嗅内野を中心とする側頭葉内側部皮質，乳頭体，視床前核群，腹側線条体（側坐核）などが知られている．

本稿では，上記の記憶，特に陳述記憶にかかわる辺縁葉を中心とした神経回路と，それと密接な関連をもつ情動の神経回路について解説する．

情動回路と記憶回路

側頭葉内側部が情動や記憶と密接に関与することは19世紀末から知られていた．1888年，Brownと Schäfer は視覚野の局在の研究でアカゲザルの両側側頭葉内側部を大きく除去した際に視覚認知障害，記憶障害とともに恐怖感の喪失，意欲減退などの情動障害がみられたことを報告した[1]．その後，Klüver と Bucy が扁桃体を主体とした側頭葉前方内側部の傷害による思考脱線，精神盲と情動障害について詳述した（1938 年，Klüver-Bucy症候群）[2]．また 1957 年，Scoville と Milner は難治性てんかん治療目的で両側海馬を大きく除去した複数例で，知能障害や人格変化を伴わず，いわ

* Hidetaka TAKEDA，〒107-0052 東京都港区赤坂 8-5-35 医療法人財団順和会山王メディカルセンター脳神経内科・国際医療福祉大学大学院保健医療学専攻特定行為看護師養成分野，教授

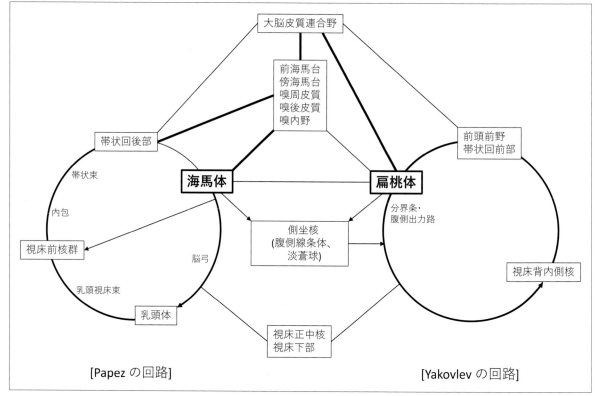

図 1. 記憶回路（Papez の回路）と情動回路（Yakovlev の回路）
記憶回路と情動回路は海馬傍回の嗅内野，嗅周皮質，嗅後皮質や皮質下の側坐核，
淡蒼球，視床正中核群，視床下部を介し両方の回路との神経結合をもつ.

（文献 8 より）

ゆる陳述記憶障害がみられることを報告した[3].
さらに 1986 年，Zola-Morgan らは心停止蘇生後
の記憶形成障害の症例の剖検で両側海馬 CA1 領
域の特異的な変性がみられたことを報告した[4].
これら様々な臨床例から，記憶を形成する部位と
情動に関与する部位は異なり，各々独立した神経
回路の存在することが示唆された．一方，動物を
用いた研究より，これらの機能に関与する部位と
連絡する神経回路の詳細が次第に明らかとなった.

辺縁葉に属する扁桃体，帯状回前部の他に視床
背内側核や前頭前野が情動に関与することが知ら
れており，これらの構造を結ぶ回路は Yakovlev
回路[5)6)]と呼ばれている．また，記憶に関与する構
造として，辺縁葉に属する海馬体，帯状回後部の
他に乳頭体内側核や視床前核群を結ぶ回路は
Papez 回路[7]と呼ばれている．**図 1** に示すように，
これらの回路はそれぞれが独立した神経回路とし
て機能していると考えられるが，それぞれの回路

からの軸索投射が混在し構造間の神経結合もみら
れるため，その詳細については不明な点も未だ多
い[8].

1．記憶の神経回路

陳述記憶，手続き記憶など，記憶の種類により
関与する部位や神経結合の回路は異なる.

1）Papez 回路—陳述記憶の神経回路

Papez 回路は陳述記憶にかかわる回路である.
様々な情報は大脳皮質連合野で分析統合された
後，海馬傍回の嗅周皮質，嗅内野を経て海馬体（海
馬台，アンモン角 CA1〜CA3，歯状回の総称）に
入力される．嗅内野Ⅱ層細胞から歯状回と CA3 領
域に，Ⅲ層からは CA1 と海馬台への入力がある.
海馬体の内部回路（主に歯状回と CA3 領域）で処
理された記憶情報は CA3 から CA1 へ投射され整
理された後に CA1 から嗅内野，嗅周皮質，帯状回
後部皮質などの皮質領域へ出力される．一方，
CA1 から入力を受けた海馬台からは，前海馬台，

傍海馬台，嗅内野，脳梁膨大後皮質などの海馬周辺皮質領域とともに，脳弓を経由して乳頭体，視床前核群，側坐核などの皮質下構造へ出力される．**図1**の如く，乳頭体からは視床前核群へ，視床前核群からは帯状回後部，前海馬台，傍海馬台，嗅内野などに出力され，これら皮質から再度海馬体へ信号が出力され繋がる，いわゆるループ回路が形成されている．このうち，海馬体-乳頭体-視床前核-帯状回後部-海馬体というループ回路をPapezの回路と呼ぶ．様々な記憶機能はこの閉回路のみで機能しているわけではない．なお，Papez自身はこの回路を当初，情動に関与するものと考えていたようである[7]．記憶の形成に関して嗅内野と海馬体を欠くことができないが，海馬が障害されても記憶の想起は阻害されないとされる．また，エピソード記憶のような時間軸に沿った連合記憶には視床前核群，乳頭体，前頭前野眼窩面皮質などが関与しており，これらの部位の障害では時間の混乱した作話症状がしばしばみられる．また地誌的記憶には帯状回後部が関与するとされる．

　Papezの回路には上述の記憶関連構造のうち嗅内野，嗅周皮質や視床核群などが含まれていないが，Aggletonら[9]は嗅内野／嗅周皮質-視床内背側核-前頭前野-嗅内野／嗅周皮質という第2の神経回路の存在を提唱した．Papezの回路とこの第2の神経回路の両方が障害されることで重度の記憶障害が惹起されるという健忘の多重回路説について言及しているが，この第2の回路の存在に疑問をもつ意見[10]もあり，見解は一致していない．

2）海馬体の機能

　海馬体（海馬台，アンモン角CA1～CA3，歯状回の総称）は，陳述記憶の形成に重要な役割を果たしている．海馬体には嗅内野を介してあらゆる大脳皮質の活動が入力されており，そのときの事象全体（エピソード）を再現するための大脳皮質各領域の活動の組み合わせに関する情報が海馬体内のシナプス回路に一時的に蓄積されると現在考えられている．蓄積された情報は再び嗅内野に出力

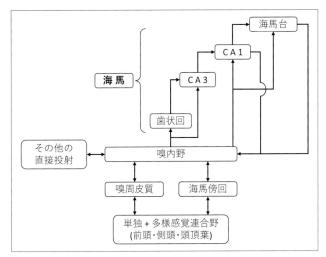

図2. 大脳皮質活動と海馬のネットワーク（感覚信号の海馬での折り返しを示す）

（文献11より）

される（**図2**）[11]．物体の視覚認知，記憶は後頭葉一次視覚野-下側頭連合野（TE野）系で行われる．一方，空間（および場所の）認知は，後頭葉一次視覚野-頭頂連合野系や前頭連合野で行われる．特に，頭頂連合野は自己中心的空間（自分自身を空間座標の中心に置いて眺めた空間）の認知，記憶に関与し，前頭連合野は外界中心的空間の認知，記憶に関与していることが示唆されている．海馬体は，この頭頂連合野および前頭連合野からの入力と物体の視覚認知，記憶に重要なTE野からの入力を嗅内野または海馬傍回を介して受容し，これら大脳皮質の各領域を結びつける一時的なキュービクル（配電盤）的な役割を果たしている．

　これらの領野を結びつける新たな神経回路は海馬体内に形成され，神経生理学的には長期増強（long-term potentiation；LTP）現象がこれに相当すると考えられている[12]．LTPは，シナプス前線維の高頻度刺激などによりシナプス結合強度（興奮性シナプス後電位：EPSP）が増大する現象である．LTPにより形成された新たな神経回路により，エピソードに関するある特定の手がかり刺激があれば，海馬体を介して大脳皮質の他の領域で再現されている様々な事象と結びつき，エピソードを再現することが可能となる（記憶の再生）．最終的に大脳皮質各領域の組み合わせに関するこれらの情報は，海馬体を介さずに大脳皮質

間にも直接の神経回路が形成されるため，半永久的に大脳皮質に固定されることになる（記憶の固定）．

これら陳述記憶の神経生理学的基盤として，「場所細胞」が知られている[13]．齧歯類の海馬体には，動物が特定の場所を移動する際に活動が亢進する場所細胞が存在し，サル海馬体ニューロンの場所応答の実験[14]では，移動方向に関係なく特定の場所に到達した際に活動の亢進するニューロンが存在することから，進行方向に見える特定の景色などの視覚刺激ではなく，特定の場所を符号化して蓄積する「場所細胞」が存在すると考えられている．

3）間　脳

乳頭体，視床前核群，脳弓および乳頭体視床路が含まれ，Papez の回路の一部を構成する．ビタミン B1 欠乏による Wernicke-Korsakoff 症候群の記憶障害の責任病巣と考えられ，持続性で著明な前向性および逆向性健忘を呈する[15]．

4）前脳基底部

前頭葉底部の後端に位置し，Meynert 基底核，中隔核，Broca 対角帯核が含まれる．前交通動脈瘤または前大脳動脈瘤破裂による，くも膜下出血時，さらにその開頭術時に傷害されることが多く，個々の記憶事項は保たれるが発生時間を忘れるという症状を呈する（source amnesia）．また，前向性および逆向性健忘に加えて作話やその他の行動異常を伴うことが知られている[15]．

5）側頭葉内側部

海馬，海馬傍回，扁桃体などの構造が含まれ，低酸素脳症や単純ヘルペス脳炎などで傷害されると，前向性および逆向性健忘からなる全般性健忘が生じる．後述の Yakovlev 回路の一部をなす[15]．

2．情動の神経回路

1）Yakovlev 回路—情動の神経回路

喜怒哀楽の情動に関与する責任部位として，Yakovlev は扁桃体を中心とした辺縁系の重要性を強調し，情動-辺縁系仮説を提唱した[5][6]．実際には，当該部位の線維連絡は Nauta により証明さ

れ，その命名も Livingston によるものといわれる[16]．現在，扁桃体-視床背内側核-前頭前野-帯状回前部-扁桃体を結ぶ神経回路は Yakovlev 回路として知られている．様々な状況を分析して好嫌の判断を行ったり，感情を抑えて我慢したり，ある感情を長期間維持していくことなどには大脳皮質の機能が欠かせず，大脳皮質と Yakovlev 回路の線維連絡が重要と考えられる．一方，LeDoux ら[17]は内側膝状体や視床後部から直接扁桃体外側核，基底核，線状体などに聴覚系に関与する投射線維があることを報告し，大脳皮質の詳細な分析や判断などの機能を待たずに，危険からの逃避などのとっさの行動を行うことのできる神経回路が存在することを示した．喜怒哀楽などの情動の種類によって扁桃体のどのような部位や神経結合が特異的に機能しているか，どのような情報処理が行われているかについては，まだ十分に明らかにされていない．

2）扁桃体の機能

扁桃体は，感覚刺激の生物学的価値評価も重要な役割を果たしている．Klüver-Bucy 症候群に代表される生物学的価値評価の障害による情動性の低下は，近年の選択的扁桃体破壊実験により再確認されている．また，動物の神経生理学的研究により，扁桃体には食物などの報酬物やクモなどの嫌悪物体に応答するニューロンが存在することが報告されている[18][19]．

一方，ヒトを含む霊長類においては群れを形成して集団生活を行っていることから，グループ内における個体間の相互関係（言語的／非言語的コミュニケーション）が生存に重要となってくる．ヒトの非侵襲的研究およびサルを用いた神経生理学的研究によると，扁桃体は恐れの表情など様々な顔表情に応答することが報告されている．

以上より，扁桃体の本来の機能は生物学的価値評価機構であり，霊長類ではさらに表情認知などの社会的認知システムが付加されて進化してきたと考えられている．これらヒトの高次脳機能に関与する扁桃体は，うつ病，心的外傷後ストレス障

害，自閉症，統合失調症など多くの精神疾患に関与していることが示唆されている．

3．帯状回

帯状回領域は，帯状回前部と帯状回後部に大きく分けられる．帯状回前部には，前帯状皮質（anterior cingulate cortex；腹側の Brodmann 24野と背側の 32 野：prelimbic）とその前方に膝前野（33 野）と膝下野（25 野：infralimbic）が存在する．帯状回後部は，後帯状皮質（posterior cingulate cortex；腹側の 23 野と背側の 31 野）と脳梁膨大後皮質（26，29，30 野）に区分される．これらの領野はさらに細かな細胞構築の相違から，亜区分が設定されている部位もある．神経結合の観点からは，帯状回前部は扁桃体，視床背内側核との結合が強く，情動，判断，意欲などの機能に関与していることが示唆されている．帯状回前部でも，25野は海馬周辺の領域と結合が多いが，32 野は視床や周辺の前頭葉との結合が強い[20]．他方，帯状回後部は，視床前核群，正中核群，嗅内野，嗅周皮質などとの結合が強く，記憶機能への関与が大きいと考えられている．臨床的にも脳梁膨大後皮質の損傷は記憶障害を起こすといわれ[21]，道順がわからなくなる地誌的障害も起こすことが報告されている[22]．帯状回の神経結合については，これまで主にラットで研究されてきたが，未だ帯状回領域内の神経結合や霊長類での神経結合の詳細については不明な点が多い．

4．記憶と情動との関連

LeDoux は，その著書[23]の中で記憶と情動との関連についての例を述べている．外示的記憶形成に障害のある患者に，握手をする際に画鋲を手に持って行った後，患者はその握手の状況，なぜ避けようとするのかを説明することができなかったが，その医師と握手を行うことをためらうようになった．これは，痛みによる条件付けは成立しており情動そのものの内示的記憶は形成されているが，情動を惹起した状況の外示的記憶は形成されていないことを表していると考えられる．小児の場合，通常 3 歳より以前のいわゆる外示的記憶は

陳述することができないが，この間に受けた喜怒哀楽の内示的記憶は残っているという事実は，記憶の貯蔵部位とされる大脳皮質連合野のニューロンの樹状突起の発達は遅いが，扁桃体を中心とする部位は極めて早期から機能しているという知見を反映していると考えられる．

外示的記憶に関する神経回路と内示的記憶に関する神経回路は独立して機能していると考えられているが，日常ではしばしば情動が記憶に影響を及ぼすことも知られている．極めて強い感動を受けた際には，そのときの状況の外示的記憶も鮮明に残っているものである．情動の高揚により自律神経系を介しノルエピネフリンが上昇し，海馬の記憶形成を促進させ扁桃体にも影響を及ぼしていると考えられる．逆に，恐怖が記憶を抑制してしまうこともあり得る．さらに，意識が集中し意欲が高いときに好きな事例に対してよく記憶できるなど，情動や感情が記憶に影響を与えることは日常よく観察されることである．これらの現象は上述の如く，記憶の神経回路と情動の神経回路の間の相互神経結合や，双方の神経回路との関連をもつ大脳皮質各領域，線状体，視床，視床下部などが関与していると考えられ，それぞれの構造と機能，その関連については今後解剖学的および生理学的に解明されることが期待される．

文　献

1) Brown S, Schäfer EA：An investigation into the functions of the occipital and temporal lobes of the monkey's brain. *Phil Trans Roy Soc（Lond）*, **179**：303-327, 1888.

2) Klüver H, Bucy PC：An analysis of certain effects og bilateral temporal lobectomy in the rhesus monkey, with special reference to "psychic blindness". *J Psychol*, **5**：33-54, 1938.
Summary Klüver-Bucy 症候群の原著．両側側頭葉を破壊したアカゲザルの特異な高次機能が説明されている．

3) Scoville WB, Milner B：Loss of recent memory after bilateral hippocampal lesions. *J Neurol*

Neurosurg Psychiat, **20**：11-21, 1957.

4) Zola-Morgan S, et al：Human amnesia and the medial temporal region：enduring memory impairment following a bilateral lesion limited to field CA1 of the hippocampus. *J Neurosci*, **6**：2950-2957, 1986.

5) Yakovlev PI：Motility, behavior and the brain. *J Nerv Ment Dis*, **107**：313-335, 1948.

6) Yakovlev PI, Locke S：Limbic nuclei of thalamus and connections of limbic cortex. *Arch Neurol (Chicago)*, **5**：364-400, 1961.
Summary Yakovlev の情動-辺縁系仮説の原著.

7) Papez JW：A proposed mechanism of emotion. *Arch Neurol Psychiat*, **38**：725-743, 1937.
Summary Papez の解剖学的回路の原著. Papez 自身は記憶ではなく情動との関連を強調している.

8) 武田英孝：記憶の神経機構. 種村 純(編), やさしい高次脳機能障害用語事典, pp. 102-103, ぱーそん書房, 2018.

9) Aggleton JP, Brown MW：Episodic memory, amnesia, and the hippocampal-anterior thalamic axis. *Behav Brain Sci*, **22**：425-444,(discussion) 444-489, 1999.
Summary ヒト, サルの神経心理学的知見を説明するより包括的なモデルの構築を目指して提唱した新たな記憶の神経回路についての論文. Aggleton らはより新しい解剖生理学的知見を反映させるために現在も記憶の神経回路モデルを更新し続けている.

10) Voss JL, Paller KA：Bridging divergent neural models of recognition memory：introduction to the special issue and commentary on key issues. *Hippocampus*, **20**：1171-1177, 2010.
Summary 9)の新たな記憶の神経回路について疑問を投げかける論文.

11) Squire LR, Wixted JT：The cognitive neuroscience of human memory since H. M. *Annu Rev Neurosci*, **34**：259-288, 2011.
Summary 海馬機能研究の発端となった 1950 年代のてんかん患者HM の報告から, 現在に至るまでの記憶の解剖生理学研究についての総説.

12) 片桐大之, 眞鍋俊也：長期増強・長期抑圧. *Clin Neurosci*, **29**：148-151, 2011.

13) O' Keefe J, Dostrovsky J：The hippocampus as a spatial map. Preliminary evidence from unit activity in the freely-moving rat. *Brain Res*, **34**：171-175, 1971.
Summary ラット海馬に, 特定の場所の近傍で最大応答を示す「場所細胞」が存在することを発見した最初の論文. O' Keefe は「脳の位置同定システムを構成する細胞の発見」に対して2014年ノーベル生理学・医学賞を受賞した.

14) Hori E, et al：Representation of place by monkey hippocampal neurons in real and virtual translocation. *Hippocampus*, **13**：190-196, 2003.

15) 上宮奈穂子：記憶の神経機構. やさしい高次脳機能障害用語事典, 種村 純(編)；p. 103, ぱーそん書房, 2018.

16) 武田貴裕ほか：ヤコブレフ回路再考. 臨神経, **47**：135-139, 2007.

17) LeDoux JE, et al：Projections to the subcortical forebrain from anatomically defined regions of the medial geniculate body in the rat. *J Comp Neurol*, **242**：182-213, 1985.
Summary 23)とともに, 分離脳研究の時代から情動の神経学的基礎研究を行っている第一線の神経学者 LeDoux の論文.

18) Nishijo H, et al：Topographic distribution of modality-specific amygdalar neurons in alert monkey. *J Neurosci*, **8**：3556-3569, 1988.

19) Nishijo H, et al：Single neuron responses in amygdala of alert monkey during complex sensory stimulation with affective significance. *J Neurosci*, **8**：3570-3583, 1988.

20) Room P, et al：Efferent connections of the prelimbic(area 32)and the infralimbic(area 25)cortices：An anterograde tracing study in the cat. *J Comp Neurol*, **242**：40-55, 1985.

21) Valenstein E, et al：Retrosplenial amnesia. *Brain*, **110**：1631-1646, 1987.

22) 笠畑尚喜ほか：右辺縁葉後端部病変による選択的「道順障害」. 臨神経, **33**：584, 1993.

23) LeDoux J：The Emotional Brain：The Mysterious Underpinnings of Emotional Life, Second Imp, Phoenix, 2003.
Summary 日本語訳も出版されている.

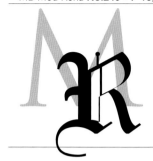

MB Med Reha No.246：7-13, 2020

特集／記憶障害のリハビリテーション診療―私のアプローチ―

脳卒中による記憶障害

前島伸一郎*1　大沢愛子*2

Abstract　記憶障害の原因としては脳卒中によるものが最も多く，主にエピソード記憶の障害を呈する．記憶系の回路は，前方循環系と後方循環系の双方からの支配があり，これらの血管の障害により記憶障害をきたす．後大脳動脈からは外側後頭動脈や内側後頭動脈が分岐し，海馬や海馬傍回，脳弓や帯状回の後部領域が灌流される．後交通動脈から分岐した視床灰白隆起動脈は視床前核を灌流し，後大脳動脈から分岐した視床傍正中動脈は視床内背側核を還流している．これらの部位の虚血あるいは出血性の病変によって記憶障害をきたす．くも膜下出血では，くも膜下出血そのものによるびまん性の障害のみならず，脳内血腫，手術による侵襲，脳血管攣縮，水頭症の影響などたくさんの要因が関与するが，臨床的に最も多く経験するのは前交通動脈瘤破裂後の前脳基底部健忘である．前脳基底部は外側・内側の中隔核，Broca 三角帯，Meynert 基底核などからなる領域で，大脳皮質や海馬，扁桃体に投射しており，この部位の障害でエピソード記憶の障害をきたす．

Key words　脳卒中(stroke)，脳血管障害(cerebrovascular accident)，記憶障害(memory impairment)，健忘症(amnesia)

はじめに

　記憶は，学習したことや経験したことなどの情報を貯え，のちに再び利用できるようにする脳の複雑な機能の一つであり[1]，記銘(符号化)，保持(貯蔵)，再生(想起)という3段階の過程に分けられる．し忘れや置き忘れ，約束を守れないなどの記憶の問題は，高次脳機能障害あるいは認知症を有する人の日常生活をより困難なものとしてしまう[2]．日本高次脳機能障害学会が実施した全国実態調査[3]によれば，記憶障害の原因として，脳梗塞や脳出血によるものが最も多く(図1)，くも膜下出血や脳外傷，変性疾患の比率も相対的に高い．本稿では脳卒中の臨床場面でみられる記憶障害の病態生理と必要な評価について解説を加えたい．

記憶の分類

　記憶の時間的な分類に関し，臨床的には，即時記憶，近時記憶，遠隔記憶という用語が用いられ，心理学用語の短期記憶，長期記憶としばしば混同されて使われるため注意が必要である[4]．即時記憶は数字の順唱や空間的系列位置の即時再生などで評価される．近時記憶は，即時記憶より保持の時間が長く，ある程度の時間(数分〜数日)保持される．記銘と再生の間に干渉を受けるため，保持された情報は意識から消えてしまう．遠隔記憶はさらに保持時間の長い記憶であり，明確な定義はないが個人の生活史を尋ねたりして調べる．短期記憶というのは，心理学用語で，時間的には数秒〜数分の間に存在し，消滅してしまう一時的な貯蔵庫のことで，臨床的には即時記憶とほぼ同列に扱われる(図2)．また，長期記憶は短期記憶か

*1 Shinichiro MAESHIMA，〒 924-8511　石川県白山市笠間町 1200　金城大学，学長
*2 Aiko OSAWA，国立長寿医療研究センター認知行動科学研究室，室長／リハビリテーション科，医長

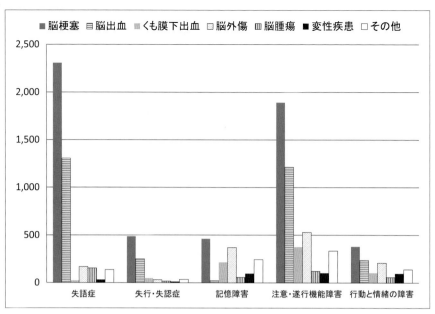

図 1. 原因疾患別の高次脳機能障害者数

（文献 3 より筆者作成）

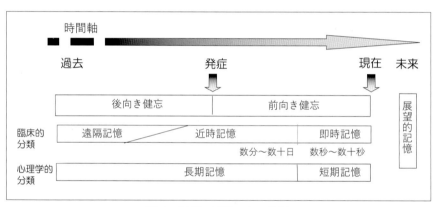

図 2. 記憶の時間による分類

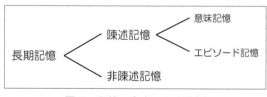

図 3. 記憶の内容による分類

ら転送され，ほぼ永久的に貯蔵された記憶ということになるが，これには近時記憶や遠隔記憶が含まれる．

　記憶の内容の分類としては，長期記憶は陳述記憶と非陳述記憶（手続き記憶）に分けられる[1]．手続き記憶は，自転車に乗る，楽器を演奏するなど，身体的運動機能に関する記憶である．非言語的な記憶であり，言語化して明示することが困難である．これに対し，陳述記憶は，感覚器を通して形成された記憶や概念的な記憶であり，容易に言語化される．さらに，陳述記憶は意味記憶とエピソード記憶の 2 種類に大別できる．意味記憶は事物や事象などの一般的な知識に関する記憶であり，抽象的概念の記憶ともいえる．これに対して，エピソード記憶とは，時間経過を伴う一連の記憶を指し，個人的に体験した出来事に関する記憶である（**図 3**）．

記憶障害（健忘症）

　脳卒中医療の現場において，一般的に「記憶障

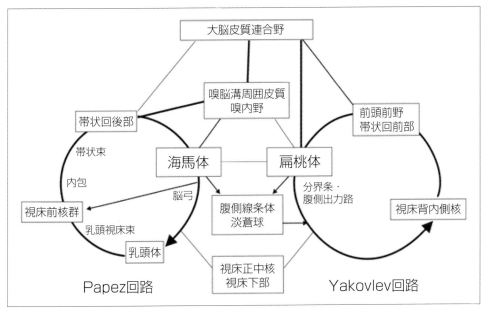

図 4. Papez 回路と Yakovlev 回路の模式図

（文献 7 より）

害」といえば，意味記憶や手続き記憶の障害のことではなく，エピソード記憶の障害を意味することが多い[2]．これらの記憶障害の患者では，近時記憶は障害されるが即時記憶は保たれる．また，遠隔記憶と呼ばれる遠い過去の記憶は比較的保たれている．発症以降の新しい記憶を獲得・蓄積できない前向き健忘に由来する見当識障害，発症以前に獲得された記憶が想起できない後向き健忘に加え，作話，注意障害，人格の変化を伴うコルサコフ症候群がみられることもある．

記憶の解剖学的基盤について

エピソード記憶にかかわる神経回路として，海馬，視床前核群，乳頭体内側核，海馬傍回を中心とする Papez の回路（内側辺縁系）や，扁桃体，視床内側核，前頭葉下面を中心とする Yakovlev の回路（腹外側辺縁系）が知られており，それぞれが独立しながらも[5]，互いに極めて密接な関係にあり[6]（**図 4**）[7]，これらの部位に脳出血や脳梗塞をきたすと記憶障害を呈する．

後大脳動脈は，脳底動脈が吻側端で左右に分岐して形成され，大脳脚上を外側方向へ走り，後交通動脈と吻合した後，中脳の外側面に沿って迂回し，小脳テントの上面を通り，側頭葉と後頭葉の内側面と下面に広がる．後大脳動脈からは，外側後頭動脈や内側後頭動脈が分岐し，海馬や海馬傍回，脳弓や帯状回の後部領域が灌流される．

内側側頭葉病変でみられる記憶障害は一様ではない[8]．海馬は，記憶の貯蔵や検索ではなく，記憶の符号化に重要な部位であり，過去の限られた時間における記憶の固定に関与しており[9]，海馬に限局した損傷では前向き健忘を認めるが，必ずしも後向き健忘を伴わず[10]，古い記憶は保たれるという[11]．海馬と海馬傍回の損傷により，重度の後向き健忘が生じ，側頭葉内側面の広汎な損傷では，古い記憶の検索が障害される[12]．

帯状回後部は，帯状回前部や側頭葉内側部，前頭前野，頭頂葉後部，視床，尾状核などと線維結合を持ち[13]，脳梁膨大部後部領域の障害でも記憶障害がみられる．これは retrosplenial amnesia と呼ばれ[14]，帯状回後部の損傷によって海馬から視床前核への記憶系の線維連絡の障害によって生じるとされている．梗塞例よりも出血例の報告が多く[15)16]，腫瘍による報告もみられる[17]．

視床は前方循環系と後方循環系の双方から栄養されている[18]．後交通動脈から分岐した視床灰白隆起動脈（polar artery）は，視床前核を灌流しており，この部位の障害でエピソード記憶の障害が

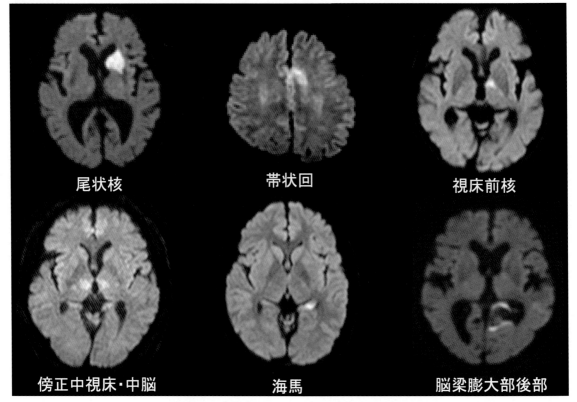

図 5. エピソード記憶の障害を呈する病変

尾状核　　　　　　　　帯状回　　　　　　　視床前核

傍正中視床・中脳　　　　海馬　　　　　　脳梁膨大部後部

（文献 2 より）

出現する．また，後大脳動脈から分岐した視床傍
正中動脈(paramedian thalamic artery)は視床内
背側核を還流しているが，一側の後大脳動脈から
両側性に分枝を出すこともあり[19]，一度に両側視
床背内側病変をきたした場合，重篤な意識障害を
きたすことがある．視床のこれらの部位が，脳梗
塞や，手術侵襲[20]，脳出血[21]などによって障害さ
れると記憶障害をきたす(図 5).

　一方，くも膜下出血による記憶障害には，くも
膜下出血そのものによるびまん性の障害のみなら
ず，脳内血腫，手術による侵襲，脳血管攣縮，水
頭症の影響などたくさんの要因が関与する[22][23].
術後，半数以上に健忘症状がみられるとの報
告[24][25]もあるが，一般的にはその重症度が高いほ
ど機能予後は悪く[26]，記憶障害などの症状も発現
しやすい[27]．内頚動脈系や中大脳動脈系よりも，
むしろ前大脳動脈系や椎骨動脈系の脳動脈瘤破裂
によるくも膜下出血で，その周囲に病変をきたし
た場合に記憶障害を伴いやすく，臨床的に最も多
く経験するのは前交通動脈瘤破裂後の前脳基底部

健忘である[28][29].

　前脳基底部は，外側，内側の中隔核，Broca 三
角帯，Meynert 基底核などからなる領域で，大脳
皮質や海馬，扁桃体に投射してその局所脳血流を
調節するコリン作動性ニューロンが存在すると考
えられている．この領域は，前大脳動脈あるいは
前交通動脈からの穿通枝によって灌流されてい
る．前交通動脈からの穿通枝は平均5.4本あり[30]，
subcallosal branch, hypothalamic branch, chias-
matic branch の 3 つに分けられ[31]，両側の梁下野
(subcallosal areas)を灌流する subcallosal branch
が，記憶障害に関係するとされている(図 6)[32].
前交通動脈瘤破裂によるくも膜下出血では，これ
らの穿通枝が手術操作[33]によって損傷されたり，
血管攣縮が起こったりすることなどによって記憶
障害をきたす．前脳基底部は記憶内容の再生に関
与し[34]，前脳基底部健忘では再生過程のみが障害
を受けるため[35]，手がかりを与える再認は比較的
保たれる[36]．また，前脳基底部のみならず線条体
に損傷が及ぶとさらに重篤な記憶障害を引き起こ

すことが知られており，尾状核を栄養する Heubner の反回動脈や中大脳動脈の穿通枝も記憶への関与としては重要である．

記憶障害の評価

Auditory Verbal Learning Test（AVLT）[37][38]や標準言語性対連合学習検査（S-PA）[39]は言語性記憶を，ベントン視覚記銘検査（BVRT）[40]や Rey-Osterrieth 複雑図形（ROCFT）[41][42]は視覚性記憶を評価する簡便な記憶検査である．失語症があれば言語性記憶の結果が著明に低下し，一方，半側空間無視や構成障害があれば視覚性記憶の結果が低下する．改訂版ウェクスラー記憶尺度（WMS-R）[43]は記憶に関する総合的な検査で，① 言語性記憶，② 視覚性記憶，③ 一般的記憶，④ 注意／集中力，⑤ 遅延再生の5項目が，WAIS-Ⅳ知能検査と同様に平均を100とした指数を用いて示される．また，日本版リバミード行動記憶検査（RBMT）[44][45]もしばしば用いられる．これは単に記銘力を評価するのではなく，人の姓名や顔，約束，用件，道順など，日常生活に準拠した記憶を評価することによって，その記憶障害の性質を明らかにしようとしている．4種類の異なるバッテリーがあるため短期間にも繰り返し行うことができる．RBMT は在宅での生活を想定した高齢者の記憶評価には必須アイテムである[46]．記憶障害の患者を評価する場合は，これらの記憶検査のみならず，WAIS-Ⅳ知能検査などの知的機能評価を合わせて行うと良い．

リハビリテーション

記憶障害のリハビリテーションは，認知リハビリテーションの中でも，その方法論や効果が広く認められている領域の一つである[47]．「記憶過程の活性化を目指したアプローチ」として反復訓練や内的記憶戦略法（視覚イメージ法，PQRST 法）がある[48]．また，「効果的な手がかりや環境の提供によるアプローチ」として外的代償法や環境調整がある．外的代償法はメモやノートなどの外的補

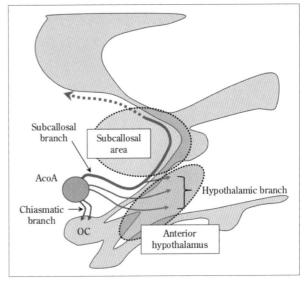

図 6．前交通動脈からの穿通枝
（文献 32 より）

助手段によって記憶過程を代償しようとするものであり，買い物リストや伝言メモなどがこれにあたる．環境調整は患者の環境を修正・改変することで記憶に依存した行動を減少させ，生活上の困難を解消しようとするものである．具体的には，病室までの道順や，スケジュールの習得など日常生活の必要事項に限定した領域特異的知識の獲得や誤りなし学習，ラベリングや貴重品箱の設置などの環境調整，メモリーノートなどの外的補助手段の活用などが行われる．日常生活の中では，将来的に行わなければいけないことをタイミング良く思い出すための展望的記憶が重要となるが，近年は，携帯電話やスマートフォンなど携帯機器の軽量化と，そのような機器の携帯の日常化に伴い，アラーム機能やスケジュール管理機能を利用した訓練が行われるようになっている．American Congress of Rehabilitation Medicine では，脳卒中後の重度記憶障害に対してアプリケーションを用いた外的代償法が推奨されている[47]．

脳卒中後の記憶障害に対する認知リハビリテーションは，治療直後の日常生活場面における記憶障害を少なくさせる可能性があるものの，その有効性を支持する明確なエビデンスは少なく[49]，適切にデザインされた良質な報告が待たれる．

文　献

1) Squire LR, Zola-Morgan S：The medial temporal lobe memory system. *Science*, 253(5026)：1380-1386, 1991.

2) 前島伸一郎ほか：記憶障害. *Jpn J Rehabil Med*, 49(5), 220-223, 2012.

3) 種村　純ほか：高次脳機能障害全国実態調査報告. 高次脳機能研, 36：492-502, 2016.

4) 森　悦朗：記憶の神経機構と認知症. 老年期認知症研会誌, 19：19-21, 2012.

5) Livingston KE, Escobar A：Anatomical bias of the limbic system concept；a proposed reorientation. *Arch Neurol*, 24：17-21, 1971.

6) 川村光毅：精神医学の基礎となる知識 脳の形態と機能―精神医学に関連して. 上島国利, 立山萬里(編), 精神医学テキスト, 南江堂, pp.12-29, 2000.

7) 石塚典生：大脳辺縁系の細胞構築と神経結合. 松本　元, 小野武年(編), 情と意の脳科学―人とは何か, 培風館, pp.26-45, 2002.

8) 太田信子ほか：右側頭葉内側部梗塞により健忘を呈した1例. *Brain Nerve*, 58：991-996, 2007.

9) Squire LR：Memory and the hippocampus：A synthesis from findings with rats, monkeys, and humans. *Psychological Review*, 99：195-231, 1992.

10) Fujii T, et al：Memory consolidation, retrograde amnesia, and the temporal lobe. Boller F, Grafman J(ed), Handbook of Neuropsychology, Volume 2, 2nd edition, pp.223-250, Elsevier, 2000.

11) Squire LR：Declarative and nondeclarative memory：multiple brain systems support learning and memory. *J Cogn Neurosci*. 1992；4：232-243, 1992.

12) Bright P, et al：Retrograde amnesia in patients with hippocampal, medial temporal, temporal lobe, or frontal pathology. *Learn Mem*, 13：545-557, 2006.

13) 小林　靖：帯状回後部と記憶. 神経研究の進歩, 45(2)：235-248, 2001.

14) Valenstein E, et al：Retrosplenial amnesia. *Brain*, 110(6)：1631-1646, 1987.

15) Maeshima S, et al：Memory impairment and spatial disorientation following a left retrosplenial lesion. *J Clin Neurosci*, 8：450-451, 2001.

16) Maeshima S, et al：Retrosplenial amnesia without topographic disorientation caused by a lesion in the nondominant hemisphere. *J Stroke Cerebrovasc Dis*, 23(3)：441-445, 2014.

17) Osawa A, et al：Neuropsychological deficits associated with a tumour in the posterior corpus callosum：a report of two cases. *Brain Inj*, 20(6)：673-676, 2006.

18) Bogousslavsky J, Caplan LR：Vertebrobasilar occlusive disease：review of selected aspects. *Cerebrovasc Dis*, 3(4)：193-205, 1993.

19) Percheron G：Arteries of the human thalamus. II. Arteries and paramedian thalamic territory of the communicating basilar artery. *Revue neurologique*, 132(5)：309-324, 1976.

20) Maeshima S, et al：Transient aphasia and persistent amnesia after surgery for internal carotid artery-posterior communicating artery aneurysm. *J Clin Neurosci*, 9(6)：710-713, 2002.

21) Maeshima S, et al：Transient crossed aphasia and persistent amnesia after right thalamic haemorrhage. *Brain Inj*, 15(10)：927-933, 2001.

22) 板倉　徹ほか：くも膜下出血と高次脳機能. 神心理, 2004；20：213-220.

23) 大沢愛子ほか：脳動脈瘤破裂によるくも膜下出血後の言語性記憶の特徴. *Jpn J Rehabil Med*, 49(9)：625-630, 2012.

24) Lindqvist G, Norlén G：Korsakoff's syndrome after operation on ruptured aneurysm of the anterior communicating artery. *Acta Psychiatr Scand*, 42：24-34, 1966.

25) Ljungreen B, et al：Cognitive impairment and adjustment in patients without neurological deficits after aneurismal SAH and early operation. *J Neurosurg*, 62：673-679, 1985.

26) 柿野俊介ほか：くも膜下出血の重症度と部位別・CT所見別頻度. 小林祥泰(編著), 脳卒中データバンク 2009, 中山書店, pp.150-151, 2009.

27) 貫井英明：破裂脳動脈瘤症例における精神症状. *Neurol Surg*, 13：933-943, 1985.

28) Norlen G, Olivecrona H：Surgical treatment of aneurysms of the anterior communicating artery. *J Neurosurg*, 10：634-650, 1953.

29) 船山道隆：前脳基底部損傷による健忘. 高次脳機能研, 31：301-310, 2011.

30) Crowell RM, Morawetz RB：The anterior communicating artery has significant branches. *Stroke*, 8(2)：272-273, 1977.

31) Serizawa T, et al：Microsurgical anatomy and

clinical significance of the anterior communicating artery and its perforating branches. *Neurosurgery*, **40**(6)：1211-1218, 1997.

32) 一ツ松勤：直達外科手術に役立つ脳血管解剖. 脳神外ジャーナル, **26**：515-522 2017.

33) Gade A：Amnesia after operations on aneurysms of the anterior communicating artery. *Surgical Neurology*, **18**(1)：46-49, 1982.

34) Fujii T, et al：The role of the basal forebrain in episodic memory retrieval：a positron emission tomography study. *Neuroimage*, **15**(3)：501-508, 2002.

35) Moscovitch M, et al：Strategic retrieval and the frontal lobes：Evidence from confabulation and amnesia. *Neuropsychologia*, **35**(7)： 1017-1034, 1997.

36) Damasio AR, et al：Amnesia following basal forebrain lesions. *Arch Neurol*, **42**(3)：263-271, 1985.

37) Rey A：L'examen clinique en Psychogie, Presses Universitaires de France, 1964.

38) 大沢愛子ほか：もの忘れ外来を受診した高齢者の言語性記憶に関する研究. 高次脳機能研, **26**： 320-326, 2006.

39) 日本高次脳機能障害学会 Brain Function Test 委員会：新記憶検査作製小委員会 標準言語性対連合学習検査(S-PA), 新興医学出版社, 2014.

40) アーサー L ベントン(著), 高橋剛夫(訳)：ベント

ン視覚記銘検査使用手引 増補2版, 三京房, 1985.

41) Rey A：Lexamen psychologique：Dans les cas d'encephalopathie traumatique(Les problemes). *Arch Psychol*, **28**：286-340, 1941.

42) 前島伸一郎ほか：Rey-Osterrieth の複雑図形を用いた認知症者の視覚性記憶の検討. 老年精医誌, **18**：411-416, 2007.

43) 杉下守弘：ウェクスラー記憶検査日本語版. 日本文化科学社, 2001.

44) 綿森淑子ほか：日本版リバミード行動記憶検査(RBMT), 千葉テストセンター, 2002

45) 数井裕光ほか：日本版リバミード行動記憶検査(RBMT)の有用性の検討. 神経進歩, **46**：307-317, 2002.

46) 前島伸一郎ほか：高齢者における展望的記憶の検討―とくに存在想起と内容想起の違いについて―, *Jpn J Rehabil Med*, **43**：446-453, 2006.

47) Cicerone KD, et al：Evidence-Based Cognitive Rehabilitation：updated review of the literature from 2003 through 2008. *Arch Phys Med Rehabil*, **92**：519-530, 2011.

48) 鹿島晴雄ほか：認知リハビリテーション, 医学書院, 1999.

49) Nair RD, Lincoln NB：Cognitive rehabilitation for memory deficits following stroke. *Cochrane Database Syst Rev*, 2007. Issue 3. Art. No.：CD002293. DOI：10.1002/14651858.CD002293.pub2.

読めばわかる！

臨床不眠治療

―睡眠専門医が伝授する不眠の知識―

著 中山明峰 名古屋市立大学睡眠医療センター長

2019 年 6 月発行　B5 判　96 頁　　定価（本体価格 3,000 円＋税）

睡眠専門医の中山明峰先生による、不眠治療のノウハウがこの 1 冊に！

2018 年度診療報酬改定に伴って、睡眠薬処方に大きな変化が生まれた今、知っておくべき不眠治療の知識が凝縮されています。
不眠治療に関わるすべての医師に必要な不眠の知識を、中山信一氏のイラストとともにわかりやすく解説！

新刊

CONTENTS

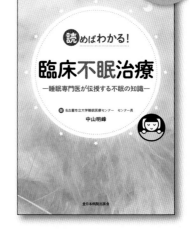

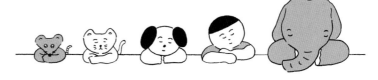

 全日本病院出版会　〒113-0033 東京都文京区本郷 3-16-4　Tel：03-5689-5989
www.zenniti.com　　　　　　　　　　　　　　　　　　　Fax：03-5689-8030

MB Med Reha **No.246**：15-20, 2020

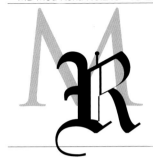

特集／記憶障害のリハビリテーション診療―私のアプローチ―

外傷性脳損傷―記憶障害との関連について―

船山道隆*

Abstract　外傷性脳損傷による高次脳機能障害の中核は，脳挫傷の部位による機能低下に加えて，びまん性軸索損傷による機能低下を合算したものとして捉えることができる．びまん性軸索損傷による高次脳機能障害は，注意／遂行機能障害，処理速度の低下，ワーキングメモリやエピソード記憶の障害などの認知機能の低下に加えて，意欲低下やこだわりなどの行動・精神面の症状が挙げられる．びまん性軸索損傷によるエピソード記憶障害は，アルツハイマー病や辺縁系脳炎などの側頭葉内側部の損傷に伴うものや前交通動脈瘤破裂によるくも膜下出血後の前脳基底部健忘に伴うエピソード記憶障害とは異なる．一般的に逆向性健忘は少なく，急性期を過ぎてからも作話が持続することは少ない．近時記憶障害もアルツハイマー病や辺縁系脳炎と比較するとそれほど重篤ではなく，数時間前や数日前の一連のエピソードをすっかり忘れることは少ない．一方で，それほど意識しないで行ったエピソードの記銘や想起が特に困難であり，ワーキングメモリの障害が主体であることが多い．

Key words　外傷性脳損傷(traumatic brain injury)，びまん性軸索損傷(diffuse axonal injury)，エピソード記憶障害(episodic memory)，ワーキングメモリ(working memory)，処理速度(processing speed)

外傷性脳損傷による高次脳機能障害は局在脳損傷や変性疾患の症状とは異なる

外傷性脳損傷は交通事故や転倒・転落などによって身体に外力が影響して脳の機能が損傷されることである．外傷性脳損傷の後遺症では麻痺，感覚障害，視野欠損，小脳失調といった身体症状だけではなく，重症の場合は遷延性意識障害が，それ以外の場合も高次脳機能障害を伴うことが多い．

外傷性脳損傷をきたす外力は，転倒して頭部を打撲したときのように受傷機転の直線の加速(減速)と強く頭部が回転した場合に加わる回転加速に大別される．前者では打撲部位に一致した直撃損傷と打撲部位と反対側の反衝損傷(contrecoup

injury)が生じる[1]．直線的加速による損傷部位は眼窩部を中心とした前頭葉や側頭葉前方に多い．一方，回転加速による脳損傷は脳実質にひずみ(剪断力)が働き，神経細胞から伸びる柔らかな神経軸索が引きちぎられるように断裂することよって，びまん性軸索損傷が生じる[1]．この場合は必ずしも頭部打撲を伴う必要はない[2]．その他，頭蓋内血腫(急性硬膜外血腫，急性硬膜下血腫，慢性硬膜下血腫など)が出現し，外科的な治療が行われることが少なくない．

直線的加速による脳挫傷と回転加速によるびまん性軸索損傷は外傷性脳損傷において併存していることが多い．したがって，脳血管障害を代表とする局所脳損傷とは異なり，脳の一部分の限局した部位のみに損傷を受けることは少ない．外傷性

---

* Michitaka FUNAYAMA，〒 326-0843 栃木県足利市五十部町 284-1　足利赤十字病院神経精神科，部長

表 1. びまん性軸索損傷による記憶障害を中心とした高次脳機能障害の特徴

- 注意／遂行機能障害，処理速度の低下，エピソード記憶障害，ワーキングメモリの障害，意欲の低下，こだわりなどと障害は多岐にわたることが多い.
- 一方で，失語症，半側空間無視，視空間障害，道順障害などの症状を伴うことは少ない.
- エピソード記憶障害は，アルツハイマー病や辺縁系脳炎の後遺症に典型的な近時記憶の障害はそれほど目立たず，逆向性健忘も少なく，作話も目立たないが，一度に記銘できる量は少なく，あまり意識していなかったエピソードを忘れることが多い.

脳損傷の高次脳機能障害は脳挫傷を起こした部位による症状とびまん性軸索損傷の症状の合併したものと考えることができる. 外傷性脳損傷による高次脳機能障害の特徴を明らかにするには，びまん性軸索損傷による特徴を明らかにすることが必要である.

びまん性軸索損傷による高次脳機能障害は，一般的には注意／遂行機能障害やエピソード記憶障害といった認知機能の低下に加えて，意欲の低下やこだわりなどの行動面や精神面の症状が挙げられる(**表1**). びまん性軸索損傷の損傷部位は広範ではあるが，広く変性が進行する変性疾患とも症状は異なる. すなわち，びまん性軸索損傷のみの損傷であると，変性疾患に典型的に出現する逆向性健忘，道順障害，視空間障害，失語症，常同行為，食習慣の変化，錯視や幻視などの症状を伴うことは少ない. アルツハイマー病や辺縁系脳炎の後遺症でみられる典型的な近時記憶障害もそれほど明らかではない. すなわち，数十分前や数時間前，あるいは数日前のエピソード記憶をすっかり忘れることは少ない. 一度に記銘できる量は少なく，あまり意識していなかったエピソード記憶を忘れることが多い. 前脳基底部健忘に典型的に出現する作話も出現しにくい.

びまん性軸索損傷に伴う高次脳機能障害の詳細

では，なぜびまん性軸索損傷でこのような認知機能能低下を起こすのであろうか. まずは我々の自験例から詳細な神経心理所見の結果を示す. 2014年1月〜2018年12月の5年間に足利赤十字病院高次脳機能障害外来および江戸川病院同外来を受診した発症から半年以上経過した外傷性脳損傷例86例のうち所定の神経心理所見を検査した53例を，びまん性軸索損傷群12例と対照群として脳挫傷を伴った脳挫傷群41例の2群に分けた. びまん性軸索損傷群はMRIのT2*，Flair，DWI

のいずれかの撮像法で確認できた(この期間はSusceptibility-Weighted Imagingは施行していなかった). びまん性軸索損傷を呈したものの，脳挫傷および手術が必要な硬膜外血腫および硬膜下血腫も認めなかった例である. 12例中10例は，保存的治療であるものの急性硬膜下血腫ないしは外傷性くも膜下出血を伴った. 脳挫傷群は多くの例で，びまん性軸索損傷を伴っていると思われるが，MRIで精査をしていない例もあるので，正確にびまん性軸索損傷を伴ったかどうかはわからない. また，全例が外来の症例であり，さらに神経心理所見を検査した例であるため，遷延性意識障害例は組み入れられておらず，身体機能，意識レベル，高次脳機能が比較的良好な群である. これらの点がこの調査の問題点である.

表2に両群の年齢や性別などのプロフィールを呈示した. 両群とも統計学的にはこれらのプロフィールに違いはなかった. 教育年齢は両群とも長くないが，外傷性脳損傷のために大学へ進学できなかった例が影響している可能性が高い. 一般就労として就労している割合はいずれの群も低かった. びまん性軸索損傷群の一般就労率は41.7%であるが，この群の損傷前の就労率は83.3%であったため，就業能力は大きく低下したと考えられる. また，いずれの群でも一般就労に就いた例は，比較的簡単な仕事内容である部署に異動したり，同僚や上司に管理的な側面の援助を必要とする例がほとんどである.

詳細な神経心理検査を行った結果を**表3**にする. 最も重要なポイントは，びまん性軸索損傷のみで認知機能が大きく低下したことである. ウェクスラー成人知能検査(WAIS-Ⅲ)において，びまん性軸索損傷群は言語性知能や言語理解の指数は95程度であるので病前の知能は低くなかったと思われるが，処理速度を中心に，動作性知能，知覚統合，ワーキングメモリが低下した. さらに，

表 2. びまん性軸索損傷群と脳挫傷群のプロフィール

	びまん性軸索損傷 (n=12)	脳挫傷 (n=41)	P value
年齢	39.7±16.0	44.5±13.6	0.31(T-test)
発症年齢	36.5±15.2	31.7±17.6	0.39(T-test)
性別(男性の割合)	75.0%	75.6%	1.0(Fisher exact test)
教育年齢	13.2±1.8	12.9±2.0	0.71(Mann-Whitney test)
改訂版長谷川式簡易知能評価スケール(HDS-R)	25.3±4.4	23.1±6.7	0.31(T-test)
一般就労に就いている割合	41.7%	22.0%	0.40(Fisher exact test)
てんかんの合併	0.0%	14.6%	0.31(Fisher exact test)
FIM 運動項目満点の割合	100%	82.9%	0.32(Fisher exact test)

表 3. びまん性軸索損傷群と脳挫傷群の神経心理所見の違い

神経心理 各領域	課題	びまん性軸索損傷 (n=12)	脳挫傷 (n=41)	P value (T-test)
ウェクスラー成人知能検査(WAIS-III)	言語性知能	94.0±17.1	78.0±18.0	<0.01
	動作性知能	83.0±18.3	76.6±18.7	0.30
	言語理解	95.8±19.1	79.9±19.2	0.01
	知覚統合	88.1±21.8	82.7±19.2	0.41
	ワーキングメモリ	85.7±21.9	75.8±18.7	0.13
	処理速度	71.7±15.7	68.3±16.1	0.52
記憶	リバーミード行動記憶検査 (スクリーニング得点)	7.3±2.7	6.1±3.1	0.22
遂行機能	ウイスコンシンカード 達成カテゴリー	3.7±2.1	2.7±2.2	0.17
配分性注意	Trail Making Test B(秒)	212.3±154.7	249.8±181.0	0.52
意欲	標準意欲検査法 面接によるスケール (0:意欲低下なし, 60:意欲低下最大)	10.3±12.3	13.8±13.5	0.43

エピソード記憶, 遂行機能, 配分性注意, 意欲が低下していた. 脳挫傷群と比較すると, 有意差をもって良好であった機能は言語性知能と言語理解であり, それ以外の機能もびまん性軸索損傷群が良好であったが, 統計学的には有意差を認めなかった. 特に, 処理速度と Trail Making Test B といった速度や注意機能を多分に要する機能の差は小さかった. すなわち, びまん性軸索損傷のみの損傷群では遂行に速度をそれほど要さない言語機能のみが比較的保たれているが, それ以外の機能はびまん性軸索損傷自体で損傷されると考えられる. 日常生活や社会生活では話しているだけでは認知機能は良好そうにみえるが, 実際の仕事での就業能率は低下している可能性が高い.

我々の結果は, びまん性軸索損傷の認知機能に関する過去の報告結果と類似している. WAIS-IIIでは動作性知能が言語性知能と比較して低下すること[3)~5)], 処理速度で大幅に低下すること[3)~5)], 広い範囲の認知機能(知能, エピソード記憶, ワーキングメモリ, 注意, 処理速度, 遂行機能, 意欲)の低下を示すこと[6)]が特徴である. びまん性軸索損傷群と脳挫傷群との比較については, びまん性軸索損傷が局在する脳挫傷と比較して外傷性脳損傷の認知機能障害の中核であるという意見が多い[7)8)]. 慢性期の脳室拡大の主因も白質損傷に基づくと考えられている[8)].

症例の詳細な記載からみる
びまん性軸索損傷の記憶障害の実態

上記の認知機能検査の数値による検討から, びまん性軸索損傷自体で広範な認知機能の低下が出現することが明らかになったが, 実際の症例を挙

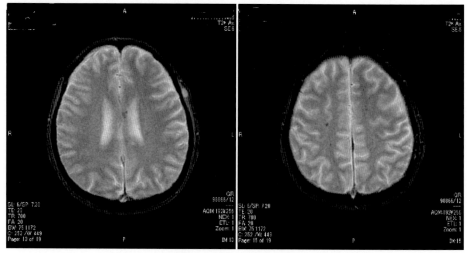

図 1. 症例の MRI T2*
脳梁や白質に微小出血を示す低信号が認められる.

げて，びまん性軸索損傷に特徴的な記憶障害をみ
ていく.

【症例】びまん性軸索損傷後に「記憶の容量が少な
い，知識を思い出すのに時間がかかる」と訴える
例：44 歳，男性. 転落事故によって多発外傷を負
い，入院時の意識レベルは JCS Ⅱ-10, 左頭頂部お
よび大脳縦裂の薄い硬膜下出血とびまん性軸索損
傷を呈し，他にも外傷性血気胸，左鎖骨骨折，肩
甲骨骨折，両側第一肋骨骨折を認めた. **図1** では
びまん性軸索損傷に特徴的な所見である，脳梁や
白質における微小出血を示す低信号域が認められ
る. 外傷性血気胸に対しては胸腔ドレーン術を
行ったが，他の外傷に対しては頭部を含めて保存
的加療を行った. 意識レベルは改善し，麻痺は認
めず，回復期リハビリテーション病棟を経て受傷
5 か月後に退院となった. ADL は自立，IADL も
ほぼ自立していたが，日常生活で数個のことを記
銘することが困難となった. WAIS-Ⅲは，言語性
知能 93, 動作性知能 98, 言語理解 97, 知覚統合
116, ワーキングメモリ 76, 処理速度 81 と，ワー
キングメモリと処理速度を中心とする低下を認め
た. ウェクスラー記憶検査法（WMS-R）では，言
語性記憶 58, 視覚性記憶 50 未満，一般性記憶 50
未満，注意集中 103, 遅延再生 50 未満と大きな低
下を認めたが，日常生活上では事故後に起きた出
来事をすっかり忘れることはなく，顕著な前向性
健忘は認められなかった. WMS-R の低い成績の

主な背景は，検査場面で記銘できる量が少ないと
いったワーキングメモリの低下を示しているもの
と考えられた. 元の会社での配置転換を行い本人
の負担を減らし，受傷 2 年後に職に戻ったが，重
要な予定や過去の出来事を忘れることは目立たな
かった.

　以下に本人の記憶障害に関する訴えを記載する
が，ここでいう記憶はエピソード記憶，ワーキン
グメモリ，展望記憶，意味記憶（知識）といった多
岐にわたる陳述記憶である. 訴えの中心は，記銘
できる量が少ない，記憶を保持できない，想起も
困難であるという点である.

　「記憶の容量が少なくなっている. 昔のシング
ルコアのコンピュータみたい. 意識していないこ
とは忘れる. 1 つのことをすると前のことが消え
る. 組み合わせることもできない」「財布や携帯電
話を無意識に置いたときには場所を覚えていな
い」「携帯電話を探していると，車の鍵を忘れてし
まう. 2 つ買う物があると，1 つ買うともう 1 つの
買う物を忘れている」「コーヒーを淹れて帰ってき
たら，その前に予定していたことを忘れてしまっ
ていた. 掃除していたら，その前のことを忘れて
いた」「お金を振り込むように言われても，その場
でやらないと忘れていることがある. 後でやると
いうのが厳しい. 今すぐやるのは覚えているけ
ど」「九九を思い出すのに時間がかかる. 6×6 とか
忘れている. 2×3×2×3 などと因数分解しながら

行うこともある．時間かけると思い出すので，すべて抜けているわけではないけど」「北海道はすごく寒いというイメージがパッと出ない．ここは関東で，北には次に東北があり，次に北海道だから，すごく寒いというように分解しないとわからない」

また，処理速度の低下を示唆する訴えも認められる．「スーパーのチラシが大きくて色々書いてあるので全部を把握できない」「パッパと行動ができない．タイムロスがある」

この症例の神経心理所見や訴えからわかることは，記憶障害の中核は健忘症候群に特徴的な近時記憶障害というよりは，記銘する容量が少なかったり知識を想起するのが困難であったりと，様々な形の記憶の保持や想起や操作といったワーキングメモリの概念に近い機能が低下していることである．広範な白質がこれらの機能を担っていて，その機能がびまん性軸索損傷で低下するのかもしれない．

近年の研究から明らかになっていること

我々は十分に検討することはできなかったが，近年のMRIの拡散強調画像から白質の損傷部位や白質の損傷の程度をみることによって，びまん性軸索損傷の症状をより詳細に検討することができるようになってきている．多くの研究ではMRI拡散強調画像における水の拡散異方性を調べることによって，びまん性軸索損傷の認知機能障害と白質の関係を調べている．水の拡散異方性とは，水がどの方向に拡散できるかという指数であり，脳脊髄液ではどの方向にも水が拡散できるために0，白質では神経線維が一方向に揃っているほど1に近く，灰白質では脳脊髄液と白質の中間の値を取る．Spitzら（2013年）の研究[9]は，水の拡散異方性の値の低下と処理速度や遂行機能の低下が関係することを示している．Ubukataら（2016年）[10]はびまん性軸索損傷による処理速度の低下は白質の体積の減少量，または脳梁における水の拡散異方性の値の低下と関連していると述べている．Kin-nunenら（2011年）[11]の研究は，脳弓の損傷は連合学習や記憶の低下と，前頭葉の連絡部位の損傷は遂行機能障害にかかわっていることを示している．朝井ら（1995年）[12]も同様に，脳弓損傷が記憶障害と関連していることを示している．松川ら（2011年）[13]は，脳梁膝部の損傷を伴うと転帰が不良であると述べている．

機能画像の研究からは，一次的な軸索の損傷のみならず，軸索が担っていた神経伝達が最も集中する部位の二次的な機能障害も想定される．篠田ら（2013年）[14]によると，びまん性軸索損傷による高次脳機能障害患者を対象とした機能画像ではMRI拡散強調画像などの形態画像で認められる解剖学的部位とは異なり，帯状回や前頭前野内側部での機能低下を認めたという．彼らは，びまん性軸索損傷の本質は脳に加わる剪断力で器質的損傷を一次的に受けた軸索が担っていた情報伝達回路の機能障害と，その軸索損傷に起因する神経伝達・伝導障害によって生じた二次的な機能障害の2つが想定されると考えている．

今後も次第に可視化されつつある軸索の損傷とそれに伴う特異的な認知機能障害が次第に明らかになっていくと考えられる．側頭葉内側部を中心とする健忘症候とは異なる記憶障害の実態がより明らかにされることを期待したい．

文　献

1) 並木　淳：頭部外傷の画像所見．日本高次脳機能障害教育研修委員会（編），頭部外傷と高次脳機能障害，pp. 43-51，新興医学出版社，2018.
2) 高尾昌樹ほか：頭部外傷の神経病理．高次脳機能研，35：271-275，2015.
3) 上久保　毅ほか：びまん性軸索損傷32例における高次脳機能障害の検討．脳と神経，55：669-673，2003.
4) Ubukata S, et al：Cognitive Impairments in Patients with Diffuse Axonal Injury. *Bull Health Sci Kobe*, 29：17-53, 2013.
5) Hirota S, et al：Correlations between cognitive impairments and employment status in patients

with diffuse axonal injury. *Neurol Med Chir (Tokyo)*, **57**：94-100, 2017.

6）Scheid R, et al：Cognitive sequelae of diffuse axonal injury. *Arch Neurol*, **63**：418-424, 2006.

7）Fork M, et al：Neuropsychological sequelae of diffuse traumatic brain injury. *Brain Inj*, **19**：101-108, 2005.

8）益澤秀明：びまん性軸索損傷と脳外傷による高次脳機能障害の特徴．高次脳機能研，**35**：265-270，2015.
　　Summary 外傷性脳損傷の後遺症では脳挫傷よりもびまん性軸索損傷による障害が主体であり，びまん性軸索損傷によって脳萎縮や脳室拡大が生じる．

9）Spitz G, et al：White Matter Integrity Following Traumatic Brain Injury：The Association with Severity of Injury and Cognitive Functioning. *Brain Topogr*, **26**：648-660, 2013.

10）Ubukata S, et al：Corpus Callosum Pathology as a Potential Surrogate Marker of Cognitive Impairment in Diffuse Axonal Injury. *J Neuro-psychiatry Clin Neurosci*, **28**：97-103, 2016.

11）Kinnunen KM, et al：White matter damage and cognitive impairment after traumatic brain injury. *Brain*, **134**：449-463, 2011.
　　Summary 外傷性脳損傷後の白質の水の拡散異方性を調べることによって，脳弓の損傷は連合学習と記憶の低下に，前頭葉の連絡の損傷は遂行機能障害にかかわっていることを示した．

12）朝井俊治ほか：びまん性軸索損傷に伴う脳弓損傷の臨床的意義．神経外傷，**18**：82-85，1995.

13）松川東俊ほか：脳梁膝部はびまん性軸索損傷患者における転帰不良因子である．神経外傷，**34**：46-53，2011.

14）篠田　淳，浅野好孝：高次脳機能障害を引き起こす外傷性脳損傷の画像評価．脳外誌，**22**：842-848，2013.
　　Summary 画像で捉えにくいびまん性軸索損傷が近年の脳画像の進歩によって捉えられるようになった．びまん性軸索損傷の障害メカニズムも画像所見によって推測できる．

MB Med Reha **No.246**：**21-25**, 2020

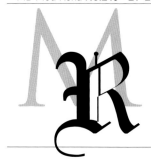

特集／記憶障害のリハビリテーション診療—私のアプローチ—

神経疾患

鈴木由希子*¹   池田　学*²

　Abstract　記憶障害をきたす代表的な疾患は，アルツハイマー病である．発症年齢は主に中高年で，緩徐進行性の近時記憶障害，特にエピソード記憶の障害が中核的症状である．Mini Mental State Examination(MMSE)やウェクスラー記憶検査改訂版(WMS-R)などでは，遅延再生課題での失点が特徴的である．アルツハイマー病の鑑別診断の1つでもある側頭葉てんかんでは，痙攣を伴わない場合があり，「もの忘れ」が主訴となることがある．発作時の記憶障害として一過性てんかん性健忘を，発作間欠時の記憶障害として忘却速度の促進，遠隔記憶の喪失がみられる．Korsakoff症候群は，ビタミンB₁欠乏によるWernicke脳症に続発する．著しい前向性健忘，時間的勾配を伴う逆行性健忘を生じる．診断およびリハビリテーションを行ううえで，それぞれの疾患の記憶障害のパターンを理解することが重要である．

　Key words　記憶障害(amnesia)，アルツハイマー病(Alzheimer disease)，側頭葉てんかん(temporal lobe epilepsy)，Wernicke-Korsakoff症候群(Wernicke-Korsa-koff syndrome)，一過性全健忘(transient global amnesia)

はじめに

　記憶には，エピソード記憶，意味記憶，手続き記憶などいくつかの種類がある．臨床現場で出会うことが多い記憶の障害は，エピソード記憶の障害である．エピソード記憶は，海馬を含む側頭葉内側部，前脳基底部，視床内側部，これらをつなぐPapez回路(海馬を含む側頭葉内側部-脳弓-乳頭体-乳頭体視床路-視床前核-帯状回-海馬を含む側頭葉内側部)が正常に機能することで成立する．脳血管障害，外傷，神経変性疾患，感染症，代謝性疾患など様々な理由により，これらの部位のどこかが障害されると，エピソード記憶の障害が生じる．本稿では，エピソード記憶の障害をきたす代表的な疾患(脳血管障害，外傷を除く)について，概要およびそれぞれの疾患の記憶障害の特徴を解説する．

アルツハイマー病(Alzheimer disease；AD)

1．概　要

　中高年で発症する，緩徐進行性の神経変性疾患である．本邦では，認知症の原因疾患として一番多くみられる．中核的な症状は記憶障害で，進行に伴って，見当識障害，遂行機能障害などが加わる．ただし，65歳以下の若年発症者では，logopenic progressive aphasiaと呼ばれるタイプの失語が主症状であったり，視知覚機能障害が主となる後部大脳皮質萎縮症(posterior cortical atrophy)と呼ばれる病型であったりと，皮質症状が目立つ非典型例が存在する．多くの患者において，病気の進行の過程のどこかで，アパシーや妄想などの行動・心理症状(behavioral and psychological symptoms of dementia；BPSD)が出現し，介護負担が大きくなる要因となる．

*¹ Yukiko SUZUKI, 〒565-0871　大阪府吹田市山田丘2-2　大阪大学大学院医学系研究科精神医学教室,特任助教
*² Manabu IKEDA，同，教授

表 1. AD による認知症の診断基準(DSM-5)

A．認知症の基準を満たす．
B．少なくとも 2 つ以上の認知領域で，障害が潜行性に発症し緩徐に進行する．
C．確実なアルツハイマー病は，以下のどちらかを満たす．
　(1) 家族歴または遺伝学的検査から，アルツハイマー病の原因となる遺伝子変異の証拠がある．
　(2) 以下の 3 つすべてが存在している：
　　a) 記憶，学習および少なくとも 1 つの他の認知領域の低下の証拠が明らかである．
　　b) 着実に進行性で緩徐な認知機能低下があって，安定状態が続くことはない．
　　c) 混合性の病因の証拠がない(すなわち，他の神経変性疾患または脳血管疾患がない，または認知の低下をもたらす可能性のある他の神経疾患，精神疾患，または全身疾患がない)．
D．障害は脳血管障害，他の神経変性疾患，物質の影響，その他の精神・神経疾患または全身疾患ではうまく説明できない．

表 2. NIA-AA による診断ガイドライン

ほぼ確実な Alzheimer 型認知症
認知症があり
　A．数か月から年余に緩徐進行
　B．認知機能低下の客観的病歴
　C．以下の 1 つ以上の項目で病歴と検査で明らかに低下
　　a) 健忘症状
　　b) 非健忘症状：失語，視空間機能，遂行機能
　D．以下の所見がない場合
　　a) 脳血管障害
　　b) Lewy 小体型認知症
　　c) behavioral variant FTD
　　d) 進行性失語症(semantic dementia, non-fluent/agrammatic PPA)
　　e) 他の内科・神経疾患の存在，薬剤性認知機能障害

病初期には局所の神経症候は認めない．脳 MRI では，側頭葉内側，特に海馬の萎縮を認め，疾患の進行に伴って萎縮部位が拡大する．脳血流シンチグラフィでは，側頭頭頂葉，特に後部帯状回，楔前部の血流低下が早期からみられる．病理学的には，Aβ 蛋白と神経原線維変化(タウ蛋白の蓄積)が観察される．

緩徐進行性であり，多くの症例は，軽度認知障害(mild cognitive impairment；MCI)の時期を経て認知症へと進行する．アルツハイマー型認知症の診断基準としては，DSM-5 によるもの(**表1**)[1]，National Institute on Aging-Alzheimer's Association(NIA-AA)によるもの(**表2**)[2][3]が一般的である．いずれの診断基準においても，アルツハイマー型認知症と診断するにあたっては，認知症の原因として AD 以外の疾患が考えられないことを示す必要がある．このため，AD の診断においては，AD 以外の疾患の診断能力が重要となる．

薬物療法としては，本邦ではコリンエステラーゼ阻害薬であるドネペジル，リバスチグミン，ガランタミンと，N-methyl-D-aspartic acid(NMDA)受容体拮抗薬のメマンチンが使用可能であり，単剤，もしくはコリンエステラーゼ阻害薬と NMDA 受容体拮抗薬の併用で投与する．BPSD については，早期から介護保険のサービスなどの社会資源を利用することや，抑肝散の投与で対応するが，症状が激しく対応困難な場合については，十分な説明・同意のもとに非定型抗精神病薬を必要最小限，短期間のみに限って使用する．

2．AD の記憶障害

記憶障害は，AD の認知機能障害で最も中核的な症候であり，近時記憶障害，特にエピソード記憶の障害が目立つ．初発症状となることが多く，「もの忘れ」を主訴として病院を受診することが多い．また，同じことを繰り返し聞く，約束や少し前の出来事をすっかり忘れてしまう，といった様子が観察される．診察や検査場面では，質問に対して答えられないときに，振り返って同伴者に確

認し，回答を求めることがある（振り返り徴候）．また，質問に答えられない場合に，「日付とか関係ない生活だからねえ」などと言い訳をして取り繕う様子がみられることもある（取り繕い反応）．進行すると，意味記憶や，遠隔記憶も障害される．

Mini Mental State Examination（MMSE）では，遅延再生課題，時の見当識から障害されることが多い．遅延再生課題では，ヒントがあっても正答できず，再認も困難であることが特徴である．記憶障害がごく軽度で，MMSE の遅延再生課題が満点の場合でも，WMS-R（Wechsler Memory Scale-Revised：ウェクスラー記憶検査改訂版）などの，近時記憶障害により鋭敏な記憶検査を施行すると，記憶障害が検出できることがある．WMS-R では，他の項目に比べて論理的記憶の遅延再生の低下が目立つ．

てんかん

1．概　要

てんかんは，「大脳の神経細胞が過剰に興奮するために，脳の発作性の症状が反復性に起こる」疾患である[4]．エピソード記憶の障害を起こすてんかんの代表例としては，側頭葉てんかんが挙げられる．側頭葉てんかんでは，発作時に側頭葉の一過性の機能脱落が生じるため，記憶障害が主な症状となる．痙攣は必ずしも伴わないため，「もの忘れ」として医療機関を受診し，精査の結果，側頭葉てんかんが原因であると判明することがある．AD の鑑別診断としても重要である．治療は，抗てんかん薬の投与である．

2．てんかんの記憶障害

大きく分けると，発作時の記憶障害と，発作間欠時の記憶障害がある．

1）発作時の記憶障害

てんかんのため側頭葉の一過性の機能障害が起こり，発作中の出来事に対する健忘が生じる．意識障害や認知機能障害を伴わず，反復して起こる場合があり，一過性てんかん性健忘（transient epileptic amnesia；TEA）と呼ばれる．TEA の診断基準は，Zeman ら[5]によると，① 繰り返し確認される一過性健忘のエピソードがある，② 典型的な発作時に，記憶以外の認知機能が保たれていることが確認されている，③ てんかんと診断される他の証拠（脳波検査での異常所見，てんかんを示唆する他の症候が随伴している，抗てんかん薬で改善する）がある．記憶障害を患者本人が自覚している場合もあるが，「ぼーっとしていることが増えた」と周囲が気がついて受診に至る場合も多い．持続時間は一般的には 1 時間以内である．

2）発作間欠時の記憶障害

WMS-R の論理的記憶（短い話を聞いて覚え，30 分後に再生する）程度の短い期間の記憶は保持されるが，数時間から数週間経つうちに，通常よりも速いスピードでエピソード記憶が消えてしまう（忘却が進む）現象がみられ，忘却速度の促進（accelerated long-term forgetting）と呼ばれている[6]．

また，遠隔記憶の喪失（autobiographical amnesia）も特徴的である．これは，てんかん発作が出現する前の数十年間のエピソード記憶（主に自伝的記憶）についての逆行性健忘，つまり，思い出が消えていく，という症状である[7]．

Wernicke-Korsakoff 症候群

1．概　要

Wernicke 脳症は，ビタミン B_1 欠乏による代謝性脳症である．ビタミン B_1 欠乏の原因としては，慢性アルコール中毒，妊娠悪阻，消化器疾患などにおいて経口摂取が困難になった際に，ビタミン B_1 を含まない点滴が施行されたことによる医原性のものなどがある．急性発症の意識障害，外眼筋麻痺による眼球運動障害，小脳失調が三徴とされているが，三徴が揃わないことが多い[8]．脳 MRI では，T2 強調像で，乳頭体，視床下部，視床，中脳水道周囲，第 4 脳室周囲などに高信号域を認める．救急対応が必要な疾患であり，速やかなビタミン B_1 投与などの適切な治療を行わないと死に至る．しかしながら，見逃されていること

も多い[9].

Wernicke 脳症の85％が Korsakoff 症候群に移行する. 主な症状は, 記憶障害, 見当識障害, 病識や洞察の欠如, 作話, 人格変化である[10]. Korsakoff 症候群の段階となると, 乳頭体, 視床などに, 重度かつ広範, そして不可逆性の障害が生じており, ビタミンB_1を投与しても症状は改善しない. 福祉サービスを利用した環境調整が必要となる.

2. Korsakoff 症候群の記憶障害

Korsakoff 症候群による記憶障害は, 視床性健忘と合わせて, 間脳性健忘と呼ばれる. まず, 数十分前の出来事も忘れてしまうほどの著しい前行性健忘を認める. 特に, 出来事そのものについての記憶に比べて, 出来事が生じた順番(時間的順序)や, 出来事が生じた時間や場所などの付随する情報についての文脈的記憶がより重篤に障害される. 前行性健忘の原因病巣としては, 乳頭体, 乳頭体視床路, 視床前核, 視床背内側核などが考えられている[11]. また, 時間的勾配(発症時点に近いエピソードほど思い出しにくく, 発症時点から遠い過去のエピソードほど思い出しやすい)を伴う, 20〜30年前にも及ぶ重度の逆行性健忘を認める. 意味記憶の障害については, 個人差がある. 手続き記憶は保たれることが多い.

単純ヘルペス脳炎[12]

1. 概 要

単純ヘルペスウイルス(herpes simplex virus; HSV)による脳炎は, ウイルス性脳炎としては日本で最も頻度が高く, かつ急速に重症化することが多い. 好発部位は, 側頭葉内側, 前頭葉眼窩面, 島皮質である. 治療は, できる限り早期の抗ウイルス薬(アシクロビル)投与である. 成人では, 死亡率は10〜15％であり, 生存者の約25％に寝たきり状態または高度の後遺症を認め, 完全回復あるいは後遺症が軽度で社会復帰できる患者は約半数と推定されている. 後遺症の内訳は, 記憶障害(50〜70％), 人格障害・行動異常(30〜80％), て

んかん, などとなっている.

2. 単純ヘルペス脳炎の記憶障害

Hokkanen らのレビューによると[13], 海馬を含む側頭葉内側の損傷による前向性健忘を生じ, 側頭葉内側の損傷部位が広範であると, より重篤になる. 前向性健忘とともに逆行性健忘も生じることが多いが, 一方で, 逆行性健忘のみが生じた症例も報告されている. 意味記憶は障害されないことが多く, 手続き記憶は保たれる.

一過性全健忘(transient global amnesia; TGA)[14]

1. 概 要

急性発症の前行性健忘および逆行性健忘である. 持続時間は平均5〜7時間で, 通常は24時間以内に自然経過で回復する. 患者の75％が50〜70歳で, 40歳以下は稀である. やや女性に多い. 6〜10％が再発するといわれているが, 繰り返し起こる場合は TEA との鑑別が必要である.

何らかの身体的ストレス, もしくは精神的ストレスが生じた後に発症することが多い. 具体的な誘因としては, 疼痛, 入浴, 性交, 血管造影や上部消化管内視鏡などの検査が挙げられる. 男性では身体的ストレスが, 女性では精神的ストレスが多い. 脳MRIでは, 症状出現から24〜72時間の拡散強調画像で, 海馬に小さい高信号域を認めることがある. 病態は不明な点が多いが, 動脈の虚血, 静脈のうっ滞, 海馬CA1領域の神経細胞の代謝ストレスへの脆弱性などの説がある.

Hodges らによる診断基準[14][15]では, ① 前行性健忘があり, 他の人からも確認されている, ② 意識障害や自己認識の障害は存在しない, ③ 認知機能障害は健忘だけである, ④ 局所の神経徴候や, てんかんの徴候はない, ⑤ 最近の外傷歴や痙攣を起こしていない, ⑥ 発作は24時間以内に消失する, ⑦ 急性期には頭痛や嘔気, めまいを伴うこともある, とされている. 脳卒中, 薬物の影響, TEA, 解離性障害, 外傷後健忘, 低血糖などとの鑑別が必要である.

2．記憶障害の特徴

TGA の発作中は，MMSE の三単語記銘のように単語を提示直後に再生する即時記憶は保たれているが，著明な前行性健忘を認める．自己の置かれている状況などについて何回も同じ質問をし，困惑していることが特徴的である．短時間の逆行性健忘を伴うことがあるが，回復とともに古い記憶から順番に回復する．しかし，発作中の記憶については回復しない．

おわりに

本稿では，エピソード記憶の障害をきたす代表的な疾患について概説した．記憶障害の内容を詳細に把握することは，てんかんのように薬物治療で改善する可能性がある疾患の診断につながる．また，Korsakoff 症候群のように薬物治療での改善が難しい疾患においても，リハビリテーションや環境調整を行ううえで重要であると考えられる．

文　献

1) 日本精神神経学会　日本語版用語(監修)：DSM-5 精神疾患の診断・統計マニュアル　第 1 版，pp. 287-288，医学書院，2014.
2) McKhann GM, et al：The diagnosis of dementia due to Alzheimer's disease：recommendations from the National Institute on Aging-Alzheimer's Association workgroups on diagnostic guidelines for Alzheimer's disease. *Alzheimers Dement*, 7：263-269, 2011.
3) 日本神経学会(監修)：認知症疾患診療ガイドライン 2017，医学書院，2017.
　　Summary　認知症の症候，診断，治療についてまとめられており，初心者のみならず必読の 1 冊である．
4) 日本神経学会(監修)：てんかん診療ガイドライン 2018，医学書院，2018.

5) Zeman AZ, et al：Transient epileptic amnesia：a description of the clinical and neuropsychological features in 10 cases and a review of the literature. *J Neurol Neurosurg Psychiatry*, 64：435-443, 1998.
6) Blake RV, et al：Accelerated forgetting in patients with epilepsy：evidence for an impairment in memory consolidation. *Brain*, 123：472-483, 2000.
7) Butler CR, et al：The syndrome of transient epileptic amnesia. *Ann Neurol*, 61：587-598, 2007.
8) Caine D, et al：Operational criteria for the classification of chronic alcoholics：identification of Wernicke's encephalopathy. *J Neurol Neurosurg Psychiatry*, 62：51-60, 1997.
9) Kopelman MD, et al：The Korsakoff syndrome：clinical aspects, psychology and treatment. *Alcohol Alcohol*, 44：148-154, 2009.
10) Sechi G, et al：Wernicke's encephalopathy：new clinical settings and recent advances in diagnosis and management. *Lancet Neurol*, 6：442-455, 2007.
11) Harding A, et al：Degeneration of anterior thalamic nuclei differentiates alcoholics with amnesia. *Brain*, 123：141-154, 2000.
12) 日本神経感染症学会，日本神経学会，日本神経治療学会(監修)：単純ヘルペス脳炎診療ガイドライン 2017，南江堂，2017.
13) Hokkanen L, et al：Neuropsychological sequelae of acuteonset sporadic viral encephalitis. *Neuropsychol Rehabil*, 17：450-477, 2007.
14) Bartsch T, et al：Transient global amnesia：functional anatomy and clinical implications. *Lancet Neurol*, 9：205-214, 2010.
　　Summary　TGA についての総説である．症候，現在考えられている病態などについてわかりやすくまとめられている．
15) Hodges JR, et al：Syndromes of transient amnesia：towards a classification. A study of 153 cases. *J Neurol Neurosurg Psychiatry*, 53：834-843, 1990.

Monthly Book
MEDICAL REHABILITATION

No. 203

2016年11月
増刊号

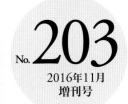

リハビリテーションに役立つ！
睡眠障害・睡眠呼吸障害の知識

編集企画　**近藤国嗣**（東京湾岸リハビリテーション病院院長）

目次

> リハビリテーションにおける睡眠障害・睡眠呼吸障害の最前線を網羅。
> 1冊丸ごと役に立つこと間違いなし！

（株）全日本病院出版会

各誌目次がご覧いただけます！
www.zenniti.com

〒 113-0033　東京都文京区本郷 3-16-4　　電話（03）5689-5989　　FAX（03）5689-8030

MB Med Reha **No.246**：**27-31**, 2020

特集／記憶障害のリハビリテーション診療—私のアプローチ—

高齢者における認知機能低下

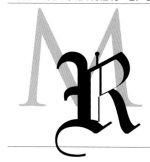

佐治直樹*

Abstract　老化現象は心身の様々な症状で表現されるが，中でも「もの忘れ」は，認知症の中核症状としてよく知られている．また，認知症の高リスクとして最近注目されている軽度認知障害においても，もの忘れは重要な要素を占めている．本稿では，高齢者における認知機能低下について，特にもの忘れ，記憶障害の視点から概説する．もの忘れや認知機能の程度によって，主観的認知障害，軽度認知障害，認知的フレイル，認知症，と区分される．認知的フレイルは，① 高齢者で，② 身体的フレイルと軽度の認知機能障害があり，③ 認知症ではない，と定義される．認知的フレイルは，健常者と比較して日常生活機能の低下や認知症の発症リスクを高める．実地臨床において「もの忘れ」について考える場合，これらの知識を整理しておくことは，職種を問わず有用である．

Key words　記憶障害(memory impairment)，軽度認知障害(mild cognitive impairment)，認知的フレイル(cognitive frailty)，認知症(dementia)

はじめに

　高齢化社会の到来により，認知症や脳卒中など高齢者特有の疾患への対策が注目されている．これらの「病気」を予防するため，生活習慣病の管理など様々な対策がとられている．「老化」に伴う身体システムの衰えを避けることは誰もできない．しかし，衰えの進展を軽減することは可能かもしれない．本稿では，もの忘れ(記憶障害)を中心に高齢者に特有な心身の変化について概説する．

記憶の分類

　記憶は，① 記銘(情報を覚える)，② 保持(情報を保存する)，③ 想起(情報を思い出す)，④ 忘却(記憶したことを想起できなくなる)，という経過をたどる．記憶は，記憶の貯蔵時間から，① 即時記憶，② 近時記憶，③ 遠隔記憶に分類される．また，情報の内容から，① 陳述記憶(エピソード記憶と意味記憶に細区分される)と，② 手続き記憶に分類される(**表1**)．記憶についての詳細は，別稿も参照されたい．

記憶の評価

　もの忘れ外来で認知機能や記憶について評価する場合，① 問診(本人の自覚の有無や家族の気づき)，② 診察(内科的疾患や神経学的疾患による身体・神経学的徴候の有無)，③ 認知機能検査・神経心理検査(全般的認知機能検査，前頭葉機能や言語機能など部位・機能別の検査)，④ 脳形態画像(CT/MRI)や脳機能画像(SPECT/PET)，などを組み合わせて患者を評価する．認知機能検査・神経心理検査のうち，記憶の評価項目について以下に概要を示す．

　全般的認知機能検査の項目にも記憶障害の項目はある．

Mini-Mental State Examination(MMSE)：3

* Naoki SAJI, 〒 474-8511 愛知県大府市森岡町 7-430　国立研究開発法人国立長寿医療研究センターもの忘れセンター，副センター長

表 1. 記憶の分類

1．貯蔵時間による分類	
即時記憶	情報入力後，約1分間保持する能力．数字や単語を伝えた直後に再生が可能である
近時記憶	情報入力後，約3〜4分間保持する能力．即時記憶の確認後，別タスクを実施後に再評価
遠隔記憶	記憶力が低下する前の個人的な生活歴や歴史的事象の再生能力
2．記憶内容による分類	
陳述記憶	学習によって獲得された事実や知識 • エピソード記憶：個人の生活史や体験 • 意味記憶　　　：世間一般の知識の記憶
手続き記憶	技能のような操作に関する記憶

表 2. 認知症の原因疾患

変性疾患	アルツハイマー型認知症，レビー小体型認知症など 大脳基底核変性症，進行性核上性麻痺など
脳血管障害	血管性認知症
感染症	脳炎，進行麻痺，エイズ脳症，プリオン病など
腫瘍	脳腫瘍
中枢神経疾患	神経ベーチェット，多発性硬化症など
外傷	慢性硬膜下血腫など
髄液循環障害	正常圧水頭症
内分泌障害	甲状腺機能低下症，副甲状腺機能亢進症など
中毒，栄養障害	アルコール，ビタミン B_{12} 欠乏など

単語(桜，猫，電車)の即時再生と遅延再生(計算のタスクを実施後に3つの単語を言ってもらう)の項目がある．改訂長谷川式簡易知能評価スケール(HDS-R)にも同様のタスクがある．

Montreal Cognitive Assessment(MoCA)：語想起，即時再生と遅延再生の項目を評価する．即時再生は加点しない．MMSEとMoCAの差異については，記憶の配点に大差はないが，MMSEでは即時記憶と近時記憶が評価され，MoCAでは近時記憶のみが評価される．

Clinical Dementia Rating(CDR)：患者のもの忘れ(記憶)について，家族からと本人から別々に，「もの忘れの有無」「もの忘れが一貫して続くか(一時的なものでないかどうか)」「昨年より悪化しているかどうか」などを聴取する．両者の聞き取り結果から総合判断して，記憶障害の程度を判定する．記憶の他に，見当識，判断力，地域での生活，家庭での生活，介護状況，合計6領域で認知症の重症度を判定する．CDRの総合判定は，CDR＝0(健常)，0.5(認知症疑い，または軽度認知障害)，1(軽度の認知症)，2(中等度の認知症)，3(重度の認知症)，と区分される．

Alzheimer's Disease Assessment Scale-cog-nitive subscale(ADAS-cog)：遅延再生課題が実施され，エピソード記憶について評価される．

WMS-R(ウェクスラー記憶検査)：短期記憶と長期記憶，言語的記憶と非言語的記憶，即時記憶と遅延記憶など，記憶についての様々な側面を総合的に判定できる．教育年数によって判定が若干補正される．

Reyの複雑図形遅延再生：視覚的記憶障害を評価できる．複雑な図形を模写させ，各ユニット(模写図形の構成部分)について採点する．

三宅式記銘力検査：言語的記憶障害を評価できる．関係のある対語(例えば，空-星，寿司-弁当など)と関係のない対語(例えば，水泳-財産，地球-問題など)が，それぞれ10組で構成されており，2秒間隔で提示して復唱してもらう．複数回提示しても成績の向上がみられない場合，言語性記憶力が低下しているといえる．

もの忘れ外来では，スクリーニング検査として全般的認知機能検査を実施し，その程度や内容によって詳細な神経心理検査を計画し，鑑別診断を実施する．認知症の原因疾患には，早期からの治療介入によって，もの忘れの病状改善が期待できる疾患もある(**表2**)．

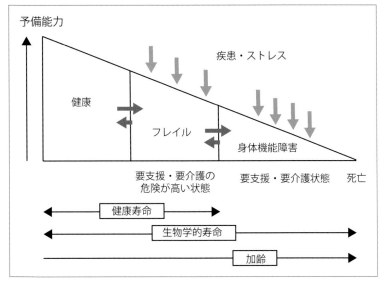

図 1. フレイルの位置づけ

認知症と記憶障害のパターン

　アルツハイマー型認知症の場合，アルツハイマー病の進展に伴い，早期から近時記憶の障害が出現する．その後，病状が進展するにつれて即時記憶や遠隔記憶が障害される．認知症を発症する前段階として「アルツハイマー病に起因した記憶障害を伴う軽度認知障害(amnestic MCI due to Alzheimer's disease)」を見逃さないようにしたい．これは，認知症の高リスク群と考えられ，アルツハイマー病の治験対象になることもある．また，意味性認知症では，意味記憶が障害される．これは，言葉の理解障害を示しており会話に支障をきたす状態をいう．

高齢者に特徴的な身体機能の低下

　老化が進行すれば記憶力が低下し，足腰が弱り体力も低下する．老化には，視力・聴力などの感覚器，咀嚼・嚥下の機能，筋力，排泄や睡眠などの自律神経系など，様々な身体機能の低下を伴う．最近では，高齢者特有のこれらの「衰え」をフレイル[1]と呼称している．フレイル(frailty)とは，高齢期における生理的予備能の低下，ストレスに対する脆弱性の亢進を背景にした，① 筋力低下による動作能力の低下，易転倒性の亢進や，生活機能障害や要介護状態，死亡のリスク増加，などの

表 3. フレイルの診断基準
3つ以上該当でフレイル，2つ以下でプレフレイル

体重減少	年間4.5kgまたは5%以上の意図しない体重減少
疲れやすさの自覚	何をするのも面倒，何かを始めることができない，と週に3〜4日以上感じる
活動量低下	1週間の活動量が低下 男性：383Kcal 未満，女性：270Kcal 未満
歩行速度低下	標準より20%以上の低下
筋力低下	標準より20%以上の低下

身体的問題，② 認知機能障害やうつなどの精神・心理的問題，③ 独居や経済的困窮などの社会的問題，を含めた概念である(**図 1**)[2]．

　フレイルの診断にはFriedの基準[1]を用いる(**表 3**)．5項目のうち3項目が該当するとフレイルと判定され，2項目以下の場合はプレフレイルと評価される．この基準には，記憶力など認知機能に関する評価項目が内包されておらず，身体的評価にウェイトが置かれている．身体的フレイルに認知機能障害の観点を加味した概念が認知的フレイル(cognitive frailty)[3]に相当する．

高齢者に特徴的な認知機能の低下

　高齢者認知症の原因として，アルツハイマー型認知症の割合が高い．そのため，高齢者が認知症を発症して失行や失認などの高次脳機能障害を伴うまでに，「もの忘れ」が先行する場合が多い．「も

表 4. 軽度認知障害（MCI）の診断基準	表 5. Cognitive frailty の診断基準
1．記憶障害の訴えが本人，または家族から認められている 2．日常生活動作は正常 3．全般的認知機能は正常 4．年齢や教育レベルの影響のみでは説明できない記憶障害が存在する 5．認知症ではない	1．高齢者である 2．身体的フレイルがある 3．軽度の認知機能障害がある（CDR＝0.5） 4．認知症ではない

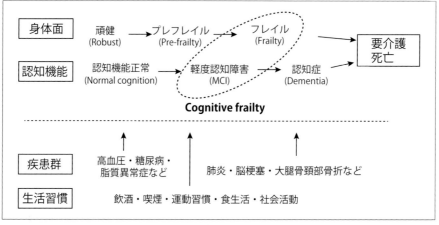

図 2.

の忘れ」の程度は，本人の自覚や家族からの気づきの有無により，以下のように分類される．中等度以上の認知症の場合，本人が記憶障害や認知機能障害を認識していない場合があることに注意する．

1．主観的認知障害（SCI）

患者本人は自分の認知機能低下を自覚しているが，他人からは認知機能の低下が認識できない状態である．主観的認知障害は，英語で subjective cognitive impairment（SCI）という．認知機能は正常であるにもかかわらず，うつ病の患者が自覚的なもの忘れを訴える場合もある（仮性認知症）．

2．軽度認知障害（MCI）

認知症の前段階として注目を集めている．定義は，① 記憶障害の訴えが本人または家族から認められている，② 日常生活動作は正常である，③ 全般的認知機能は正常である，④ 年齢や教育レベルの影響のみでは説明できない記憶障害が存在する，⑤ 認知症ではない，などである（表4）[4]．CDR＝0.5の場合にMCIと判定することもある．MCIについての縦断研究の検討から，平均で年間約10％が認知症に進展すると報告されている[5]．

3．認知的フレイル（cognitive frailty）

身体的フレイルには認知機能の視点がなく，MCIには身体的脆弱（フレイル）の視点がない．両者を伴うハイリスク群（身体的フレイルを伴うMCI）を認知的フレイル（cognitive frailty）[3)6)]という（図2）．2013年の国際的な取り決めにより，認知的フレイルは，① 高齢者で，② 身体的フレイルと軽度の認知機能障害（CDR＝0.5）があり，③ 認知症ではないもの，と定義された（表5）．65歳以上の高齢者を対象にした疫学研究では，健常な高齢者に対する日常生活機能の低下リスクは，身体的フレイルで約1.2倍，認知障害で約1.7倍，認知的フレイルで約2.6倍であった[7]．また，認知症の発症リスク[8]は，身体的フレイルで約2倍，認知障害で約4倍，認知的フレイルで約6倍であり，認知的フレイルは生活機能障害や認知症発症の高リスク群といえる．

4．認知症

アルツハイマー型認知症では，記憶障害のうち近時記憶障害が先行するが，その後，遠隔記憶も障害される．その他のレビー小体型認知症や血管性認知症では，必ずしも記憶障害が先行しないこ

とに留意する．認知症の病型によって，認知機能
の低下パターンは多様である．

まとめ

記憶の定義，分類，評価方法，記憶障害と認知
機能との関連について概説した．実地臨床におい
て「もの忘れ」について考える場合，上記の知識を
整理しておくことは，職種を問わず有用である．

文　献

1）Fried LP, et al：Frailty in older adults：evidence
for a phenotype. *J Gerontol A Biol Sci Med Sci*,
56：M146-156, 2001.
Summary　フレイルの概念や定義について必読の
論文．
2）佐治直樹ほか：フレイルとサルコペニア―認知症
との新たな接点―．日本臨牀，**74**（3）：505-509,
2016.

3）Sugimoto T, et al：Epidemiological and clinical
significance of cognitive frailty：A mini review.
Ageing Res Rev, **44**：1-7, 2018.
4）Petersen RC, Doody R, Kurz A, et al：Current
concepts in mild cognitive impairment. *Arch
Neurol*, **58**（12）：1985-1992, 2001.
Summary　軽度認知障害の概念や定義について必
読の論文．
5）Bruscoli M, Lovestone S：Is MCI really just early
dementia? A systematic review of conversion
studies. *Int Psychogeriatr*, **16**（2）：129-140, 2004.
6）佐治直樹ほか：フレイル・サルコペニアと認知
症．日本臨牀，**76**（増刊1号）：301-305，2018.
7）Shimada H, et al：Impact of Cognitive Frailty on
Daily Activities in Older Persons. *J Nutr Health
Aging*, **20**（7）：729-735, 2016.
Summary　高齢者を対象にしたフレイルについて
の研究論文．同グループから他にも様々な論文報
告がある．
8）島田裕之ほか：認知的フレイルが認知症発症に及
ぼす影響．理学療法学，**44**（2）：1297，2017.

MB Med Reha **No.246** : 32-36, 2020

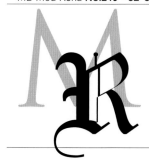

特集／記憶障害のリハビリテーション診療―私のアプローチ―

記憶の分類

上田敬太*

Abstract 記憶は，符号化，保持，取り出しという3つの段階からなる．記憶すべき内容が過去のことか，未来のことかによってそれぞれ回想記憶，展望記憶と呼ぶ．さらに回想記憶は，符号化から取り出しまでの時間によって，認知心理学的には短期記憶，長期記憶に分類され，その脳基盤が異なると想定されている．前者の仕組みとして考案されたのがワーキングメモリであり，注意機能と密接なかかわりがある．後者は，宣言的記憶，非宣言的記憶に分類され，前者はさらに意味記憶とエピソード記憶に，後者はさらに手続き記憶，プライミング，古典的条件付け，非連合学習に分類される．記憶は単純な機能とはいえず，3つの段階に影響する因子を含めると，非常に複雑な仕組みから成り立っているといえる．

Key words 短期記憶(short term memory)，長期記憶(long term memory)，作動記憶(working memory)，宣言的記憶(declarative memory)，非宣言的記憶(non-declarative memory)，意味記憶(semantic memory)，エピソード記憶(episode memory)

はじめに

　ある物事や出来事などを記憶するためには，まず得た方法を符号化(encoding)し，保持(retention)・貯蔵し，それを適切なタイミングで取り出す(retrieval)という3つのステップが必要となる[1]．記憶は，記憶する内容，あるいは保持・貯蔵してから取り出すまでの時間の長さなどによって様々な分類が提唱されており，それらについて解説を行う．なお，即時記憶やワーキングメモリと呼ばれる能力は，本来は注意機能に分類されるべき能力であるが，「記憶」という呼称が定着していること，長期記憶との対比により記憶の仕組みがより理解しやすくなることなどの理由で，本稿の中で解説を行う．

記憶するべき内容の時間軸による分類

　現在からみて，過去の出来事，物事についての記憶を回想(的)記憶(retrospective memory)と呼び，未来についての出来事，約束などの記憶を展望(的)記憶(prospective memory)と呼ぶ．回想記憶は次項以降で説明するように，さらに様々に分類される．回想記憶が過去の出来事や事実についての記憶であるのに対し，展望記憶はそもそも記憶すべき出来事がまだ生じていないという点で，質が異なる．梅田によれば，展望記憶の特徴として3つの条件があり，1つ目は記憶されるべき対象が意図された未来の行為であること，2つ目が行為の意図と実行の間に一定の遅延期間があること，3つ目がその遅延期間中に一度はその意図について意識しない状態となりながらも適切なタイミングでそれを自発的に想起することである

* Keita UEDA，〒606-8507 京都府京都市左京区聖護院川原町53　京都大学大学院医学研究科脳病態生理学(精神医学)，講師

とされる[2]．適切なタイミングで想起すべきこと
として，まず「何かすべきことがあること(存在想
起)」さらに「すべきことの内容(内容想起)」をとも
に行うことが必要とされる．また，想起する手が
かりによって2つに分け，何かが生じた際(例えば
ブザーが鳴ったときなど)にすべきことを想起す
る場合(事象ベース)と，一定の時間になったとき
にすべきことを想起する場合(例えば，13時にあ
る人に電話で連絡を入れる場合など：時間ベー
ス)が区別される．展望記憶の神経基盤は未だ不
明な点も多いが，前述の梅田の論文によれば，存
在想起，特に決まった時間になったら何らかの行
動を行う場合には，前頭前野の働きが大きく寄与
すると考えられている．実験室における課題と，
より日常的な状況下での課題では年齢の影響が異
なり，後者の課題では高齢者のほうが若年者より
も課題の成績が良いことが示されている[3]．展望
的記憶の障害は日常生活に大きな影響を与えると
考えられ，検査としてはリバーミード行動記憶検
査の一部が，展望的記憶の検査となっている．

符号化から取り出しまでの時間の長さによる分類

元々，臨床神経学では記憶を符号化から取り出
しまでの時間によって，即時記憶，近時記憶，遠
隔記憶に分類してきた．即時記憶は符号化の後，
干渉刺激を挟まずに想起する場合，近時記憶，遠
隔記憶には明確な定義はないが，近時記憶は数
分～数日，遠隔記憶はそれ以上過去のことについ
て想起する場合を指すとされる[4]．近時記憶，遠
隔記憶ともに，次に述べる心理学における分類に
仮に入れるとすれば長期記憶に分類されることと
なる．

一方で，記憶は心理学の文脈でも分類・研究さ
れてきたため，心理学においては別の分類が存在
する．すなわち，短期記憶と長期記憶であり，記
憶の貯蔵システムに関する議論の中で提起されて
きた概念である(二重または多重貯蔵モデル：
dual or multi-store model of memory)．初期には
William James などの内省に基づく心理学的検討

から primary memory，secondary memory と分
類されたが[5]，その後 Atkinson らによって認知心
理学用語として短期記憶(short-term memory)，
長期記憶(long-term memory)の用語が用いら
れ，一般的となった．Atkinson らによれば，短期
記憶とは現在進行形で意識内容に存在しているも
のとされ，長期記憶は努力をもって記憶の中を探
索した後に意識内容にもたらされるものと説明さ
れる[6][7]．多重貯蔵モデルでは，短期記憶の前に感
覚記憶と呼ばれるより短い時間の感覚特性に依存
した記憶を想定するが，この記憶は注意が向けら
れない場合は意識内容にのぼらず，そのまま忘却
されると考えられている．辞書的には，短期記憶
は秒単位での情報の保持の場合を指し，長期記憶
はそれ以上の時間を経て取り出す場合を指す[1]．

1．即時記憶・短期記憶・ワーキングメモリ(作動記憶・作業記憶)

即時記憶とは，臨床神経学における用語で，記
銘した情報を間に干渉刺激を挟まずにそのまま想
起させる場合を指す．例えば数字をいくつか伝
え，それを同じ順番で取り出す(順唱)ような場合
である．それに対し，元々心理学領域で使われて
きた短期記憶を説明する仮説として提示された
ワーキングメモリは，元々の定義としては，符号
化した情報に操作を加え，間に干渉刺激を挟まず
に取り出す能力とされる[3]．例えば，いくつか伝
えた数字を，逆の順番にして取り出すような(逆
唱)作業である．ワーキングメモリの概念は短期
記憶の背景仮説として発展した概念ではあるもの
の，現在では短期記憶と制御機能を合わせてワー
キングメモリと呼ぶことが多い[8]．長期記憶に重
要な脳構造には依存しないことが知られており，
注意の対象が別のものに移ってしまうと忘れ去ら
れることから，一般的には注意機能に分類される
ことが多い．

Baddeley らは，ワーキングメモリの下位構成
概念として，phonological loop(音韻ループ)と呼
ばれる主に言語情報を扱う仕組み，visuospatial
sketchpad(視空間スケッチパッド)と呼ばれる主

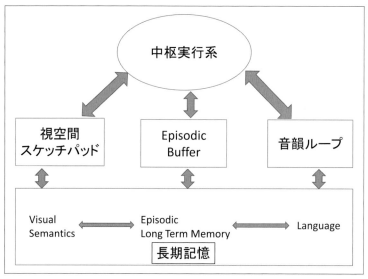

図 1. ワーキングメモリの構造モデル

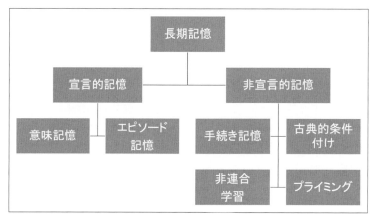

図 2. 長期記憶の分類

に視空間情報を扱う仕組み，さらにそれらと長期記憶をつなぐ仕組みとして episodic buffer が，さらにそれらをうまく機能させる実行システムとして central executive（中枢実行系）が存在すると提案している[9]．Episodic buffer は，それまでのモデルでは，チャンキング（chunking：新しい情報を過去の経験から意味づけしグループ化する手法）のような長期記憶の関与する要素，あるいは言語，視空間情報に限定されない多面的な統合表象を保持するシステムが欠けていたために新たに加えられた下位システムである（**図 1**）[8]．

2．長期記憶の下位分類（記憶される内容による分類）（**図 2**）

　長期記憶の研究は，1950 年代に難治性側頭葉てんかんの術後に生じた重度の健忘症候群の症例が Milner と Penfield によって学会で報告され[10]，その報告を知った Scoville が自らが執刀した難治性側頭葉てんかんの症例において同様の健忘症候群を呈している症例があることを Penfield に相談し，Milner がその症例についての詳細な検討を始めたことをもって嚆矢とする．Penfield の症例が一側性の切除であり，反対側に何らかの病的変化があったのではないかと推測される症例であったのに対し，Scoville の症例は両側の切除例，後に世界的に有名となった症例 H.M. である．H.M. は術後も十分な注意力を維持することが可能で，知的能力も保たれていたため普通に会話を行うことが可能で，提示された情報を維持リハーサル，すなわち記憶を維持するために何度も反復することが可能な状況であれば 15 分維持することが可

能だった．しかしながら，一度注意が別の出来事や物事に移ってしまうと，途端にその前に覚えていたことが忘却されることが観察された．すなわち，短期記憶・長期記憶が別々に障害される実例として報告されたわけである[11)12)]．

1）宣言的記憶と非宣言的記憶

その後，症例 H. M. が何を覚えられ，何を覚えられないかについて，Milner やその後の研究者らが繰り返し実験を行い，検討された．例えば Milner が最初に行った実験では，H. M. は星形の図形をなぞる課題を，鏡に映った自らの手とペン，それになぞるべき星形だけを見て行うように指示された．すなわち，鏡の中で左右逆転した映像を見ながら課題を遂行するよう要求されたわけである．3日間の訓練で徐々に作業に要する時間も短縮し，失敗が少なくなる様子が観察された．一方で，訓練をしたこと自体を想起することはできなかった[13)]．すなわち今では宣言的記憶と呼ばれるようになった長期記憶の能力が失われている一方で，運動技能の獲得という長期の学習は維持されていることが示されたわけである．当初は，運動表象という特殊な表象の特徴と考えられたが，その後，運動を伴わない技術の獲得についても H. M. の学習能力が維持されていることがわかったため，1980年に Cohen と Squire は長期記憶を宣言的記憶（declarative memory）と手続き記憶（procedural memory）に分類する2分法を提案した[14)]．同時期に提案された他の用語としては，Graf と Schacter によって提案された顕在記憶（explicit memory）と潜在記憶（implicit memory）がある．

その後，技術の習得以外にも，健忘症候群の患者が保持している長期的な学習能力があることが明確となってきた．Graf らは健忘症候群の症例に対していくつかの単語を示した後，語頭の3文字を提示して，「この3文字を語頭に用いた言葉で，最初に思い浮かんだ言葉を報告するよう」患者に指示した．すると，健忘症候群の症例は健常対象者と同等の想起能力を示したのである[15)]．健忘症

候群の症例に対する教示の仕方が重要であることも報告されているが，いずれにしても，先に挙げた技術の習得以外にも，長期に保存される記憶があることが判明したわけである．このタイプの長期記憶（学習）はプライミングと呼ばれ，直前に経験した刺激によってその後に提示された同じ刺激の処理が高められる，あるいは類似の刺激の処理が阻害される効果のことを指す[1)]．そのため，前述の手続き記憶に加え，健忘症候群の患者でも保持されていることが判明したプライミング，古典的条件付け（simple classical conditioning），非連合学習（nonassociative learning：繰り返しの刺激による馴化など）を総称して非宣言的記憶と呼ぶようになった．

2）宣言的記憶の下位分類

一方で，Tulving は宣言的記憶の下位分類を1972年に提唱した[16)]．すなわち意味記憶（semantic memory）とエピソード記憶（episode memory）である．Tulving は一般的事実すなわち「何（what）」についての記憶である意味記憶に対して，「どこで（where）」「いつ（when）」という情報を併せ持つ記憶をエピソード記憶と呼ぶことを提唱し，エピソード記憶は進化の中で最近発達した能力であり，おそらくヒト特有で，そのため神経疾患に対して脆弱なのではないかと推測している．さらに，過去のエピソードの想起を時間旅行になぞらえ，その出来事が生じた主観的な時間の意識，すなわち想起意識（autonoetic awareness：self-knowing）が重要であると主張している[17)]．彼に従えば，意味記憶は noetic awareness（knowing）であり，非宣言的記憶は anoetic awareness（not knowing）ということになる．

原因疾患の発症の前か後かによる分類

この分類は厳密には記憶の分類ではなく記憶障害の分類であるが，ここに含めて記載する．例えば外傷性脳損傷など意識障害を伴う脳損傷を発症した場合，事故による脳損傷の結果として，新しく物事を記銘する能力が低下することがあり得

る．この場合，脳損傷より後のことについての記憶の障害という意味で，前向性健忘(anterograde amnesia)という言葉を使う．つまり，脳損傷後に生じた，新しいことを学習する能力の障害，という意味合いである．一方で，特に意識障害を伴う脳損傷では，脳損傷が生じる直前あるいは数日から長い場合では数年の記憶を想起できなくなる場合があるが，これは脳損傷が生じる前の記憶という意味で，逆向性健忘(retrograde amnesia)と呼ばれる．前述の症例H.M.では，手術の前の約3年間の記憶が失われていたことが報告されている(逆向性健忘)．徐々に進行するような変性疾患に伴う健忘でも，最初に目立つのは多くの場合新しく物事を記銘する能力の障害(前向性健忘)だが，進行するにつれて発症前の出来事を想起できなくなっていく(逆向性健忘)．この際，症例H.M.の場合と同様，脳損傷が始まった時点に近い過去の記憶ほど障害されやすく，遠い過去の記憶は障害されにくい．

　検査の時点ですでに記憶されている内容(逆向性記憶)，つまり過去の想起は，その内容から自らの生活史に関連した「自伝的記憶」と，客観的な時間配列の中に位置づけられる「社会的事件の記憶」に分けられ，それぞれがエピソード記憶の要素と意味記憶の要素からなるとされる．例えば自分が子どものころに住んだ町の名前は自伝的意味記憶であり，社会的事件を自宅でテレビで視聴したといった情報は社会的事件のエピソード記憶とされるが，区別が難しいことも多い[18]．

文　献

1) American Psychological Association：APA Dictionary of Psychology, Second Edition, American Psychological Association, 2015.
2) 梅田　聡：展望記憶とその障害. *Brain Med*, **26**(1)：25-29, 2014.
3) Baddeley A, et al：Memory. 2版, Psychology Press, 2014.
4) 藤井俊勝：イブニングセミナー 記憶とその障害. 高次脳機能研, **30**(1)：19-24, 2010.
5) William J：Principles of psychology, Holt, 1890.
6) Atkinson RC, Shiffrin RM：Human memory：A proposed system and its control processes. Spence KW, Spence JT(ed), Psychology of learning and motivation, pp. 89-195, Academic Press, 1968.
7) Atkinson RC, Shiffrin RM：The control of short-term memory. *Sci Am*, **225**：82-90, 1971.
8) 三宅　晶, 齊藤　智：作動記憶研究の現状と展開. 心理学研究, **72**：336-350, 2001.
9) Baddeley A：The episodic buffer：a new component of working memory? *Trends Cogn Sci*, **4**(11)：417-423, 2000.
10) Penfield W, Milner B：Memory deficit produced by bilateral lesions in the hippocampal zone. *AMA Arch Neurol Psychiatry*, **79**(5)：475-497, 1958.
11) Squire LR：The legacy of patient H. M. for neuroscience. *Neuron*, **61**(1)：6-9, 2009.
12) Corkin S：What's new with the amnesic patient H. M.? *Nat Rev Neurosci*, **3**(2)：153-160, 2002.
13) Milner B：Physiologie de l'hippocampe. Passouant P(ed), Centre National de la Recherche Scientifique, pp. 257-272, 1962.
14) Cohen NJ, Squire LR：Preserved learning and retention of pattern-analyzing skill in amnesia：dissociation of knowing how and knowing that. *Science*, **210**(4466)：207-210, 1980.
15) Graf P, Squire LR, Mandler G：The information that amnesic patients do not forget. *J Exp Psychol Learn Mem Cogn*, **10**：164-178, 1984.
16) Tulving E：Episodic and semantic memory. Tulving E, Donaldson W(ed), Organization of Memory, pp. 381-403, Academic press, 1972.
17) Tulving E：Episodic memory：from mind to brain. *Annu Rev Psychol*, **53**：1-25, 2002.
18) 田中寛之, 西川　隆：エピソード記憶の評価法. 臨精医, **44**(増刊)：226-236, 2015.

MB Med Reha **No.246**：37-42, 2020

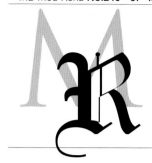

特集／記憶障害のリハビリテーション診療―私のアプローチ―

記憶障害の評価

高岩亜輝子*

Abstract　記憶は外部からの様々な情報や身の回りの出来事，そこでの体験することを「記銘」し，これを「保持」して，必要なときに「想起」する働きである．脳の損傷部位や程度，病態によっては記憶の改善が望めないこともあるが，残された機能や外的補助手段を用いたリハビリテーションが必要となる．まずは患者の障害像を見落とさないことが重要である．患者や家族が困っていることを明らかにするためには的確な検査を選択し，得られた評価を基に障害と可能な能力を明確にし，残存能力を活かして生活環境を整えていくことが求められる．限られた臨床時間での評価には，三宅式記銘力検査や Rey-Osterrieth 複雑図形検査などが有用であるが，標準言語性対連合学習，リバーミード行動記憶検査，WMS-R，RBANS などの標準化された検査を用いることで年齢や推定能力に対応した評価や生活に則した評価が可能となる．

Key words　推定能力（estimated ability），標準言語性対連合学習（Standard verbal paired-associate learning test；S-PA），リバーミード行動記憶検査（Rivermead Behavioral Memory Test；RBMT），Wechsler Memory Scale-Revised；WMS-R，Repeatable Battery for the Assessment of Neuropsychological Status；RBANS

はじめに

　記憶とは，過去の経験を保持し，必要に応じてそれを再現して利用する機能，あるいはその過程をいう．記憶の過程は，「記銘」・「保持」・「想起」の3段階に分けられる[1]．「記銘」は経験したことを覚えること，「想起」はこの経験したことを後で思い出す機能であり，その間にある「保持」は，この経験したことを持続的に保ち続けていることをいう．経験したことが「保持」されているかどうかは，想起の事実によってはじめて確認することができる．記憶が「保持」されていることを確認するには，「再生」・「再認」・「再学習」という方法で評価する．本稿では，一般的に用いられている記憶検査について紹介する．

記憶検査を始める前に

　記憶検査の実施は，十分な動機づけが必要であり，抵抗や拒否があると厳密な結果を得ることが困難となることがある．検査を的確に進めるためには，適正な検査状況を設定し，患者の協力を得ながら，患者や家族が困っていることを一緒に明らかにし，そこに対応するという態度が重要となる．

　記憶検査を始める際に名前や年齢，学歴などを聴取する．その中で学歴や職歴は患者の推定能力を知る重要な手がかりとなる．これらの情報は唐突に聞くのではなく，検査開始時の面接において自然な会話の中で患者の情報を得ると良い．インタビューでは，いつ，どこで生まれ，小学校や中学校，高等学校，大学などについて，さらに学校

＊ Akiko TAKAIWA, 〒 352-8510 埼玉県新座市菅沢 2-1-28 十文字学園女子大学人間生活学部児童教育学科，准教授

を卒業した後の仕事やその期間，役職について，結婚や子どもが生まれたときのことなど話題を広げながら質問を行い，その時代の教育背景や社会的背景を考慮しながら話を進め，信頼関係を構築していく．

これらの情報が正しいか否かを完全に確認することは難しいが，会話を通して，曖昧なところや矛盾がないかを検討することでその個人の遠隔記憶についても評価することが可能である．さらにその後の記憶検査で得られた情報を基に記憶障害の様相について検討でき，生活背景を基にリハビリテーションを計画することができる．

また，言語性記憶の検査を開始するにあたっては，言語の理解と表出が十分にできていることを必ず見極めておくべきである．特に流暢に話すことができる軽度の感覚性失語や健忘性失語を見逃している症例では，記憶の障害として扱われていることがあるので必要に応じて失語症検査を用いて言語理解や表出ができているかを確認しておくことが望ましい．

一般的な記憶の検査

1．三宅式記銘力検査

三宅式記銘力検査[2]は三宅らによって1924年に考案された聴覚的言語刺激による記銘検査で，比較的簡便に行え，短時間で試行することができる検査である．

意味的関連の深い単語同士の対である「有関係対語」が10対と，意味的関連の薄い単語同士の対である「無関係対語」が10対になったものから構成されている．有関係対語は言語的に意味づけされた同義語の対で構成されており，すでに築かれている神経ネットワークを利用して想起する．一方，無関係対語は課題提示を行ったときに関連づけをするため，新たな言語情報処理機能を利用する学習過程と関連していると考えられている[3]．

評価の方法は，10対の単語を読み上げ記銘させる．課題と課題の間隔は2秒程度あけて提示する．その後，対語のうち初めの単語を提示し，あとに続く単語を想起し答えてもらう．1回目に10対全部正しく答えることができた場合はそこで終了する．できなかった場合は，同一の課題を3回まで繰り返して施行し，正答数，誤反応，回答時間などを記録し，記銘力を評価する．検査を始める前には本検査に含まれていない対語で練習を行い，課題を理解していることを確認してから始める．

現在，一般に入手可能で多くの施設で用いられているものは1977年に改定された東大脳研式である．この課題で用いられている語の中には古い言葉が含まれているため，若年者では有関係語の中にもなじみが薄い単語がある．その一方で，無関係語のなかには関連性を見出しやすい対語が含まれている．施設によっては変更して用いているところがあるようである．

標準値は，有関係対語では1回目の平均得点8.6（得点範囲6.6〜9.9），2回目平均得点9.8（得点範囲9.3〜10.0），3回目平均得点10（得点範囲10.0〜10.0），無関係対語では1回目の平均得点4.5（得点範囲3.2〜7.0），2回目平均得点7.6（得点範囲6.6〜10.0），3回目平均得点8.5（得点範囲7.7〜10.0）となる．この得点は加齢による影響が十分に考慮されていないため，各施設で加齢や生活背景などから経験的に判定されていることがある．

2．標準言語性対連合学習検査(Standared Verbal Paired-Associate Lerning Test；S-PA)

標準言語性対連合学習検査[4]は2014年に高次脳機能障害学会で標準化された検査である．三宅式記銘力検査に代わる検査として単語を見直し，年齢群ごとに基準値を設けて作成されており，16〜84歳までの幅広い年齢に対応している．評価の方法は三宅式記銘力検査と同様である．言語性記憶の検査としては近時記憶の一側面しか捉えていないが，実施時間が10分程度と臨床に簡便でかつ，鋭敏な検査として頻用されている．

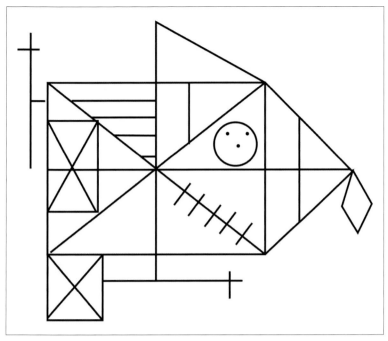

図 1. Rey-Osterrieth 複雑図形検査の課題

3．Rey 聴覚性単語学習検査(Rey's Auditory Verbal Learning Test)

Rey 聴覚性単語学習検査は，三宅式記銘力検査と同様に言語性記憶を測定する検査として 1958 年に Rey によって考案された検査である．この検査は，学習曲線を示し，学習戦略やその欠如をも明らかにすることができる[5]．この検査には様々なバリエーションがあるが，その中の 1 つを紹介する[6]．

この検査の構成は即時再生と遅延再生，再認からできている．課題はそれぞれ無関係な単語が 15 個からなるリスト A，リスト B と，音韻的ディストラクターと意味的ディストラクターを含む 50 個の再認課題からできている．検査はリスト A の単語を 1 つひとつ 1 秒間隔の速さで聴覚的に提示する．その直後に覚えている単語を再生するように指示する．その後は，同一の単語(リスト A)を用いて，同一の順番で 5 試行おこない，その都度，再生するように指示する．第 5 試行まで終わるとリスト B の単語を提示し，即時再生を一度だけ行う．そして，干渉後再生としてリスト A を試行し，さらに 20 分後にリスト A の遅延再生と再認を実施する．

各試行の採点は，正しく応答できた単語の数である．1 試行から 5 試行にかけて正答数が増加し学習曲線がみられる．反応内容の分析では，リストにない単語を応答したり，意味関連のある単語や音韻的な誤り，保続や干渉の影響などを捉えることができる．また，再認の結果からは，再生はできていなくても再認が可能な患者がおり，想起に問題が存在することが推察できる．一方，記銘ができていない患者では再認においても同様に低下が認められる．

4．Rey-Osterrieth 複雑図形検査

Rey-Osterrieth 複雑図形検査[7)8)]は Rey が脳損傷患者の知覚構造と視覚記銘を調べるために作成し，Osterrieth が健常のデータを標準化したものである．略して Rey 複雑図形検査と呼ばれることもある．

現在，一般的に行われている方法は以下の通りである．まず，検査者は被検者に図形(**図 1**)を注意深く模写してもらう．模写が終了した後に直後再生課題と，遅延再生課題を施行する．採点は**表 1** のような基準で 18 の部分で検討し，36 点満点で採点する[9)10)]．得点による評価以外では，模写の手順を観察することで視覚的な情報処理能力や模写の方略立案ができているか，視覚的記憶をどのように組織化しているかなどを観察することがで

表 1. Rey-Osterrieth 複雑図形検査の採点表

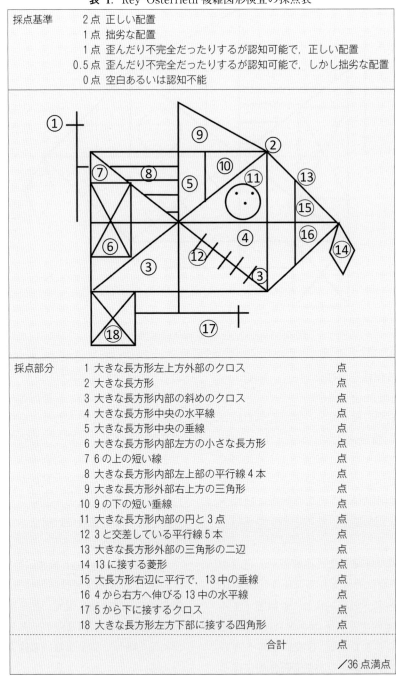

採点基準	2 点	正しい配置
	1 点	拙劣な配置
	1 点	歪んだり不完全だったりするが認知可能で，正しい配置
	0.5 点	歪んだり不完全だったりするが認知可能で，しかし拙劣な配置
	0 点	空白あるいは認知不能

採点部分		
1 大きな長方形左上方外部のクロス	点	
2 大きな長方形	点	
3 大きな長方形内部の斜めのクロス	点	
4 大きな長方形中央の水平線	点	
5 大きな長方形中央の垂線	点	
6 大きな長方形内部左方の小さな長方形	点	
7 6 の上の短い線	点	
8 大きな長方形内部左上部の平行線 4 本	点	
9 大きな長方形外部右上方の三角形	点	
10 9 の下の短い垂線	点	
11 大きな長方形内部の円と 3 点	点	
12 3 と交差している平行線 5 本	点	
13 大きな長方形外部の三角形の二辺	点	
14 13 に接する菱形	点	
15 大長方形右辺に平行で，13 中の垂線	点	
16 4 から右方へ伸びる 13 中の水平線	点	
17 5 から下に接するクロス	点	
18 大きな長方形左方下部に接する四角形	点	
合計	点	
	/36 点満点	

き，リハビリテーションを計画するうえで視覚の情報処理について貴重な情報を得ることができる．

5. リバーミード行動記憶検査(Rivermead Behavioral Memory Test；RBMT)

リバーミード行動記憶検査[11)12)]は，記憶障害がある患者が日常生活において遭遇することが想定される様々な問題を発見し，予測し，その後の変化を評価するために開発された日常記憶の検査である．また，RBMT は他の神経心理検査とのギャップを観察することができるため，現実社会における行動の理解に役立つ．

日本語版 RBMT[12)]の課題は，① 人の姓を覚える，② 人の名前を覚える，③ 持ち物の置き場所を覚える，④ 約束を覚える，⑤ 絵を覚える，⑥ 物

語を即時再生と遅延再生する，⑦顔写真を記憶する，⑧道順を即時再生と遅延再生する，⑨用事を覚える，⑩年，月，曜日と場所の見当識を言う，⑪日にちを言う，この11項目から構成され12点満点で評価する．これらは展望記憶，視覚的記憶，言語的記憶，空間的記憶，さらに近時記憶と遠隔記憶を評価することができる．施行時間は30分程度であり，同等の課題が4種類用意されているので学習効果を取り除くことができ，繰り返し評価が可能である．

記憶障害の患者において日常生活の自立度を評価することができる検査として他の検査とは異なる特徴を持っている．また，リハビリテーションにおいても日常生活の視点から問題を予測しアプローチするための道具として広く活用することできる．

6．Wechsler Memory Scale（WMS）

Wechsler Memory Scale は Wechsler によって開発された記憶機能を測定する神経心理学的検査である[13]．この検査の測定基準は，各年齢群で平均100，標準偏差15に標準化されており，記憶検査の第一選択として用いられている．現在は2009年に出版された第4版が海外で用いられている．本邦は2001年に杉下らによって標準化された日本語版 WMS-R[14]が広く使用されている．適応年齢は16〜74歳であり，実施時間は45〜60分程度必要ある．13のサブテストと，言語性記憶，視覚性記憶，一般的記憶，注意／集中，遅延再生の5つの指標によって構成されている．結果の解釈は，記憶領域ごとの比較検討が可能であり，様々な疾患の記憶検査として使用することができる．また，記憶障害のパターン分析やリハビリテーションの計画立案にも有用である．

WMS-R は手続き記憶，意味記憶，RBMT のような展望記憶などの課題は含まれていないので，検査の特徴を考慮して評価結果を検討していくことが必要である．

7．Repeatable Battery for the Assessment of Neuropsychological Status（RBANS）

RBANS[15]は，Randolph（1998年）により開発され，アメリカで標準化された簡便かつ詳細な神経心理学的検査である．この検査は，即時記憶，視空間・構成，言語，注意，遅延記憶の各認知領域と全体として総指標を算出することができる．課題は言語性記憶検査や複雑図形検査などいくつかの神経心理検査を参照した12のサブテストで構成されている．即時記憶ではリスト学習と物語記憶，視空間・構成は図形模写と線の方向づけ，言語は絵の呼称と意味流暢性，注意は数唱と符号，遅延記憶はリスト学習の再生，リスト学習の再認，物語記憶の再生，図形の再生であり，神経心理検査としては，なじみのある課題からできている．

RBANS の検査測定基準は，WMS と同様に各年齢群で平均100，標準偏差15に標準化されており，同じ方法で標準化されている検査と比較検討することができる．また，全検査の施行時間が30分程度で行うことができるため，患者の心理的な負担感も少なく，多忙な臨床にも有用である．検査の難易度は，健康な成人から中程度の認知症患者を対象に設定されているので，軽度の認知機能障害の検出に向いている．また現在，米国版RBANS は，検査フォームが4種類あり，学習効果を除くことができるので，繰り返し評価が可能である．そのため軽度の認知機能障害に対するリハビリテーション計画や治療効果を測定することができる検査として活用されている．

日本語版 RBANS は山嶋ら（2002年）[16]により紹介され，2種類の検査フォームがあり，松井（2010年）[17]が作成過程と標準化データを示している．

軽度の記憶障害か否か判断に難渋する知的に高い症例や元々の知的低下が疑われる症例では，JART（Japanese Adult Reading Test）[18]のような結晶性知能検査と組み合せて2つの検査の差得点を用いることで，明確な障害検出が可能である[19]．

まとめ

　記憶の検査は，検査の成績のみならず，患者の背景を考慮し，どのような課題に対して，どのように反応したか，その過程を具体的に見極めるべきである．適切な評価課題を選び，症状を正確に把握することは，患者が快適な社会生活を送るための第一歩となる．患者の日常生活や社会活動を念頭に置いて評価を実施することは重要である．

文　献

1) 森　敏昭：記憶．中島義昭ほか，心理学辞典，p. 150，有斐閣，1999.

2) 三宅鑛一ほか：記憶ニ關スル臨牀的實験成績，神経学雑誌，**23**：458-488，1924.

3) 大達清美ほか：三宅式記銘力検査．臨床リハ，**18**：541-545，2009.

4) 日本高次脳機能障害学会：標準言語性対連合学習検査，2014.

5) Lezak MD：レザック神経心理学的検査集成，創造出版，2005.
   Summary　Rey の聴覚性単語学習検査(Rey's Auditory Verbal Learning Test)について検査の実施方法や採点方法が示してある．

6) 大竹浩也ほか：第14章記憶障害の評価．神経心理学評価ハンドブック，pp.129-140，西村書店，2004.

7) Rey A：L'examen clnique en psychologye dans les cas d'encephalopatie traumatique. *Arch Psycho*, **28**：286-340, 1941.

8) 佐藤睦子，田川皓一：第Ⅴ章神経心理学の評価 ④ 記憶の評価 5. Ray聴覚的言語学習検査．神経心理学を理解するための10章，pp.111-112，新興医学出版社，2004.

9) Osterrieth PA：Le test de copied'une figure complexe. *Arch Psycho*, **30**：206-356, 1944.

10) 佐藤睦子，田川皓一：第Ⅴ章神経心理学の評価 ④ 記憶の評価3. Ray複雑図形検査．神経心理学を理解するための10章，pp.108-110，新興医学出版社，2004.

11) Wilson BA, et al：The Rivermead behavioral memory test. The Thames Valley test Co, 1985.

12) 綿森淑子ほか：日本版RBMTリバーミード行動記憶検査．千葉テストセンター，2002

13) Wechsler D：Wechsler memory scale-revised. Psychological Corporation, 1987.

14) 杉下守弘(訳)：日本版ウェクスラー記憶検査法 WMS-R．日本文化科学社，2001.

15) Randolph C：Repeatable Battery for the Assessment of Neuropsychological Status Manual, The Psychological Corporation, 1998.

16) 山嶋哲盛ほか：「アーバンス(RBANS)」神経心理テストによる高次脳機能評価．脳と神経，**54**，463-471，2002.
    Summary　日本語版 RBANS の検査内容について示してある．

17) 松井三枝ほか：日本語版神経心理検査 RBANS の信頼性と妥当性．富山大医学会誌，**21**：31-36，2010.

18) 松岡恵子ほか：日本語版 National Adult Reading Test(JART)の作成．精神医学，**44**：503-511，2002.
    Summary　漢字熟語の音読課題で，「花火(はなび)」のような規則読み漢字 50 課題と「胡桃(くるみ)」のような不規則読み 50 課題から構成され，病前の推定 IQ の測定に用いられている．

19) Takaiwa A, et al：Discrepancy analysis between crystallized and fluid intelligence tests：a novel method to detect mild cognitive impairment in patients with asymptomatic carotid artery stenosis. *Eur J Neurol*, **25**：313-319. 2018
    Summary　結晶性検査の得点から流動性検査の得点を差し引き，統計学的に得点差を測定することで軽度の認知機能障害を検出する方法．

MB Med Reha **No.246**：43-48, 2020

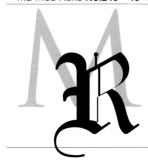

特集／記憶障害のリハビリテーション診療─私のアプローチ─

Working memory とその評価

吉村貴子[*1]　苧阪満里子[*2]

Abstract　人は様々な場面で目標を設定して，その目標を達成するべく行動をとる．効果的に目標を達成するには，目標に関連する情報を活性化させて保持しながら，情報を選択し統合する必要がある．Working memory(WM)はこのような一連のプロセスにかかわる制御機構である．WM は制御における中心的役割を担う中央実行系と，音韻ループや視空間スケッチパッドなど情報の一時的保持に関与するサブシステムからなる．中央実行系の神経基盤としては，前頭前野背外側部，前部帯状回，後部頭頂皮質が関与し，この3領域間のネットワークが認知機能の安定や行動の円滑さにつながると示唆されている．

WM の評価としては，文の読みと単語の保持によって中央実行系の機能を評価するリーディングスパンテストがある．WM の評価方法において測定する WM 機能は多面的で，測定に使用する材料は多様であるため，評価方法が異なれば，測定する WM 機能も異なる可能性がある．

Key words　ワーキングメモリ(working memory)，中央実行系(central executive system)，サブシステム(subsystem)，リーディングスパンテスト(reading span test)

はじめに

Working memory(ワーキングメモリ，以下，WM)は，作業記憶，作動記憶とも呼ばれる．生活の段取りや危険の予測など日常の基盤となる機能の1つで，WM によって生活を送るうえで必要な考えや行動を最適に導くことができるという[1]．

人は様々な場面で目標を設定して，その目標を達成するべく行動をとるが，効率的にかつ効果的に目標を達成するには，目標に関連する情報をいつでも取り出せるように活性化させておき，多くの情報から状況に応じて必要な情報を取捨選択することが大切である．情報を活性化させて保持することや，保持した情報を選択し処理することに WM がかかわり，高次の認知処理を支える．

記憶は，保持時間の長い記憶である長期記憶と短期間の一時的な記憶の短期記憶に分類されるという前提に基づく二重貯蔵モデル[2]によると，短期記憶システムは長期記憶システムへ情報を転送し，長期記憶からの情報を検索する役割を果たすと考えられてきた．

しかし，二重貯蔵モデルでは説明できない症例[3]などにより，認知処理との関連性において短期記憶の概念が再考され，WM が提唱された[4]．Baddeley による WM に関する研究は，「車を運転しながら，ラグビーの試合をどのくらい正確に想い描くことができるだろうか」という疑問をもったことをきっかけに始まったという[5]．

WM という用語は，元来コンピュータのメモリにおける作業用領域を示す用語であり，人の記憶にも同様の作業領域が想定されたことが由来とされている．また，WM は短期記憶を発展させた概

*1 Takako YOSHIMURA, 〒615-8577 京都府京都市右京区山ノ内五反田町18　京都先端科学大学健康医療学部言語聴覚学科，教授
*2 Mariko OSAKA, 情報通信研究機構脳情報通信融合研究センター，主任研究員

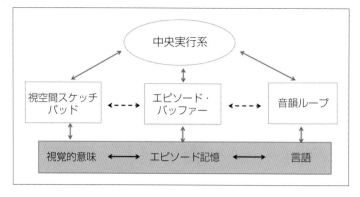

図 1.
Working memory の構成を表すモデル
(文献 9 に基づき作図)

念である．短期記憶の枠組みにおいても，言語理解や推論などの高次の認知機能と関連することは強調されていたものの，WM ではその関連をより強調したことが重要とされている[5]．

失語症や認知症などの神経心理学的な症例においても WM と言語コミュニケーションにおける処理との間には関連があることが示唆されている[6][7]．

Working memory とは

1．Working memory の構成

1）Working memory の全体像

WM は，認知活動の遂行に必要不可欠な一時的な記憶で，その「機能」に着目した概念である．「WM とは，複雑な認知課題の遂行に必要な課題関連情報の制御と積極的な保持を担うメカニズムでありプロセスである．そして完全に単一なシステムではなく，複数のコードをもち，複数のサブシステムからなる」と包括的に定義できる[8]．

WM モデル（図1）にはサブシステムとして，言語的な情報に関する音韻ループと非言語的な情報に関する視空間スケッチパッドがある．これらの場で，それぞれの情報が一時的に保持される．サブシステムは短期記憶に相当し，長期記憶からの情報の一時的な貯蔵庫として機能する．この2つのサブシステムに加えて，長期記憶からの情報の検索に関するエピソード・バッファー（episodic buffer）も提唱されている．エピソード・バッファーは，複数の情報を統合した表象の保持や，長期記憶や下位システムからの情報を統合した表象のための一時的な保持システムとされている[9]．

これらのサブシステムをコントロールする中心

的な役割を担うのが，中央実行系（central executive）ある．中央実行系は，WM モデルの中心にあり，サブシステムとは異なり，記憶の場ではなく，注意の方向付けや高次の認知処理に必要な処理資源を確保し，さらにはサブシステムにおける情報を保持しながら，統制し，調整ならびに統合をするという制御機構である．

これらのシステムのうち，音韻ループ，視空間スケッチパッド，そして中央実行系について解説する．

2）音韻ループ

WM のサブシステムのうち，音韻ループは言語的な情報を一時的に保持する機能を有すると想定されている．別名，音韻的短期記憶（phonological short-term memory）や，言語性短期記憶（verbal short-term memory）とも呼ばれることがある．

短期記憶には容量制限があり，一時的に保持できる限界がある．Miller[10]は短期記憶の限界を「Magical Number Seven, Plus or Minus Two」と報告した．数列を一時的に覚える場合は「7±2」，つまり5〜9つの数を覚えるのが限界で，平均すると7つであると示した．Magical Number の所以は，覚える単位が数字1桁ずつになったり，数字列を語呂合わせなどで一塊（チャンク）にしたりと，場合によって意味知識を利用して項目の単位を変えられることによるという[5]．一方で，「7±2」の実現にはリハーサルが必要とされ，Cowan[11]によるとリハーサルを経ずに純粋に保持できるのは，4までともいわれている．

音韻ループの構造について，音韻ストアというシステムと，構音リハーサル過程つまり内的リハーサルというプロセスからなる．音韻ストアで

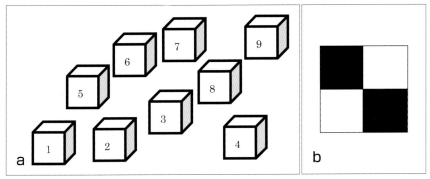

図 2.
a：Corsi ブロック課題：数字は検査者のみに見える．（文献 4，12 を参考に作図）
b：パターンスパン課題（文献 12 を参考に作図）

は，数秒間言語や音韻の情報が保持される．音韻ストアは，音韻入力バッファーと音韻出力バッファーに分けて捉えられる．

音韻入力バッファーは，入力された音韻情報を分析し，その結果を保持する．音韻出力バッファーは，表出するための構音プログラムにかかわる．

内的なリハーサルは，この 2 つのバッファーの間で行われ，音韻入力バッファーにある情報と音韻出力バッファーにある情報は往来する．音韻ストアに保持されている情報は，内的リハーサルにおいて内的に音声化し，リハーサルつまり繰り返すことにより，リフレッシュされ，これによって一定時間の保持が可能となる．聴覚的に情報が提示された場合は，直接音韻ストアに入力されるが，視覚的な提示の場合は，内的リハーサルを経て，音韻ストアに入力される[12)13)]．

なお，音韻入力バッファーは，チャンクの数にかかわり，保持できる容量に関与する．一方，音韻出力バッファーでは，リハーサルを通じて音節や単語をグループ化し，つまりチャンキングによって，かたまりは拡大する[11)]．音韻出力バッファーは，言語の習得に関与し，語彙量や第二外国語の習得にも影響があると言われている[12)]．

3）視空間スケッチパッド

視空間的な非言語の対象物を一時的に保持するのが，視空間スケッチパッドである．視空間スケッチパッドは，空間性短期記憶（spatial short-term memory），視覚性短期記憶（visual short-term memory），運動感覚の短期記憶（kinaesthetic or motor dimension of coding）からなる．

空間性短期記憶の評価には，Corsi ブロック課題[14)]が用いられる（**図 2-a**）．検査者が次から次へとブロックに触る順と同じようにブロックに触れる課題である．言語性短期記憶である数唱のほうが，Corsi ブロック課題のスパンより 2 桁程度多いといわれている[12)]．

視覚性短期記憶の評価には，パターンスパン課題が用いられる（**図 2-b**）．**図 2-b** のように分割されたマス目の特定部分が塗りつぶされた図を見て記銘した後，図を取り除いて記憶を頼りに，先に提示された図と同じ空欄のマス目を示す課題である[12)]．

先述の音韻ループは語彙の獲得に関与すると示唆されているが，視空間スケッチパッドは対象物の意味知識の獲得や使用方法，さらには道順などの知識の獲得にかかわる可能性がある[12)]．

4）中央実行系

音韻ループや視空間スケッチパッドをコントロールするのが中央実行系である．中央実行系は，WM モデルの中心で，サブシステムのような一時的な保持機能はないとされる．注意の方向付けや高次の認知処理に必要な処理資源を確保し，さらにはサブシステムの情報を保持しながら統合する制御機能を担う．

このような WM の中央実行系の働きのエネルギーの基となる資源が WM 容量（WM capacity）であるが，WM 容量には限界があるという．ま

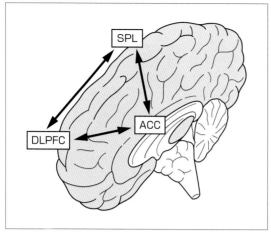

図 3. 中央実行系の個人差をもたらす脳内ネットワーク
DLPFC：dorsolateral prefrontal cortex
ACC：anterior cingulate cortex
SPL：superior parietal lobe
（文献 1 に基づき作図）

た，処理と保持には共通の処理資源を用いるため，課題遂行の保持あるいは処理の量が多ければ，処理資源は少なくなる．このように WM 容量である資源が限界状態になると，資源を保持に向けると処理が低下し，処理に向けると保持が低下する．これをトレードオフという．WM 容量に余裕のあるケースでは，資源の限界の影響をあまり受けない．一方，WM 容量に余裕のないケースでは，資源の限界の影響を強く受ける．つまり，WM 容量には個人差がある．WM 容量の資源の限界は，処理資源に制限を加えるのではなく，処理をより効率的に高次なものへと導く[5]．

2．Working memory の神経基盤

WM 容量を測定する WM 課題では中央実行系の機能を推定するが，WM 課題を遂行する際の脳活動については多くの報告がある．前頭前野背外側部（dorsolateral prefrontal cortex；DLPFC）[15] に加えて，ブローカ野や頭頂葉[16]，皮質下の被殻や視床[17]など，様々な WM 課題を用いた実験によって，WM に関連する脳部位が示されている．

文の読みと単語の保持により WM 容量を測定する Reading Span Test；RST（詳細は後述）を用いた研究では[1)18]，中央実行系の働きには，DLPFC や前部帯状回（anterior cingulate cortex；ACC），上頭頂小葉（superior parietal lobe；SPL）

が重要であることが示された．

WM 機能とその神経基盤との関係について，中央実行系では，DLPFC は WM 課題を行うときの目標へ注意を維持する役割，ACC は不要な情報を抑制する役割，さらに SPL は注意を特定の対象に向ける注意のスイッチングにかかわる制御的な役割をもつ．サブシステムでは，音韻ループは縁上回周辺が，内的リハーサルにはブローカ野や前頭前野腹内側部（ventromedial prefrontal cortex；VMPFC）が関与し，特に VMPFC は保持機能の補助的な容量において重要な役割を果たすと示されている[5]．

中央実行系の 3 領域間，つまり DLPFC，ACC，SPL のネットワーク（**図 3**）が，RST の高得点群では緊密であったが，低得点群では ACC や SPL の関与が低かった．このことから，特に ACC や SPL は WM の個人差に影響があるともいわれ，これらの領域の協調性が人の認知機能の安定や行動の円滑さにつながるとも考えられている[1]．

Working memory 容量の測定方法

WM 容量の測定方法には，記憶更新課題，RST，逆唱，空間統合課題（spatial integration，別々に示された図を心的に統合する課題）など様々な方法がある．同じ WM 課題でも，反応の程度に差を認めることから，WM 機能は多面的であることが窺える．

この多面性を WM の機能と WM 課題に使用する材料の内容によって区分すると[19]，**表 1** のように分けることができる．すなわち，WM の機能には，保持と操作の同時処理，統合，統制があり，内容には言語，数字，視空間的材料がある．

表 1 は WM 容量を測定するとされる 3 つの課題を例として，関与する機能と内容によって分類している[19]．実施方法が異なれば，測定する WM 容量に反映する WM 機能も同一ではない可能性があるため，その測定結果に関与した WM 機能については慎重に検討する必要がある．

WM の測定方法について，言語能力との関連が

表 1. WM 容量を測定する課題の分類の一例

機能＼内容	言語	数字	視空間
保持と操作の同時処理		逆唱	
統合	RST		空間統合課題
統制			

（文献 19 より一部を抜粋し，改変作表）

深い日本語版 RST について説明する．

　RST は，WM の個人差，つまりエネルギー資源の限界を，文の音読と単語の保持によって測定し，中央実行系の機能を推定する．難しい文を読むときは，処理と保持に向けて自由に使うことができる処理資源が削減されるため，WM 容量の余裕のある対象者と余裕のない対象者とでは，RST の成績に差が出る．

　RST は Daneman と Carpenter[20] により開発された．本邦では，苧阪ら[21] により日本語版として紹介された後，被検者 600 名の測定結果に基づいて被検者が記銘する単語であるターゲット語や使用する文の組み合わせなどの改訂を経ている[5]．

　RST で音読する文は，白紙カードやディスプレイなどに，一文ずつ示される．被験者は，検査者がカードをめくるとすぐに提示された文を声に出して読みながら，赤線のターゲット語を記銘する．白紙のカードが出てくると，読み終えた文中の赤線のターゲット語を口頭で再生する．再生の順は自由であるが，最後の文のターゲット語からの再生は避けるように教示する．

　成人版 RST では，提示する文の数は 2〜5 文までであり，2〜5 文条件までの各文条件には 5 試行ある．高齢者用には，文の長さを短くして，漢字にはふりがなをつけ，高齢者に読みやすいように作成された高齢者版 RST がある．2 文条件から行う成人版 RST とは異なり，高齢者 RST[22] では 1 文条件が設定されている．

　評価について，スパンによる評価と再生されたターゲット語の総数による総再生数による評価がある．スパンによる評価では，各文条件における 5 試行中 3 試行のターゲット語すべてを正しく再生できれば，その文条件の基準は満たしたこととなり，当該文条件の数がスパンとして付与される．ただし，5 試行中 2 試行のみ正答した場合に

は，0.5 が与えられる．例えば，2 文条件において，5 試行中 3 試行の 2 つのターゲット語を正しく再生できれば，2 スパンとなる．3 文条件で 5 問中 2 問しか 3 つのターゲット語を正しく再生できなかった場合は 3 スパンにはならないが，0.5 が付与されるため，スパンは 2.5 となる．

　原則，全セットすべての試行を実施するが，中止基準としては，5 試行中で 1 試行しか遂行できないときは中止する場合もある．

　WM 容量に余裕がある場合は，文条件における文の数が増して難易度が上がっても，資源削減の影響は受けにくい．つまり，文を音読するという処理に資源を多く使わずに，ターゲット語の保持に資源を豊富に使うことが可能となり，RST の成績は高くなる．このような RST 高得点群はスパン 4.0 以上とされ，4 文条件までの遂行が可能である．

　一方，WM 容量に余裕がない場合では，文条件の難易度が上がると資源削減の影響を受け，文を読むという処理に資源が多く使われ，ターゲット語の保持に割ける資源を十分に使えなくなるので，RST の成績は低くなるという．このような低得点群のスパンは 2.0，あるいは 2.5 とされている[5]．

　高齢者においては，平均 RST スパンは 1.9±0.41 と報告されている[23]．若年者平均 RST スパン 3.58±0.89 に比して低く，75 歳以上の高齢者では 2 文条件の遂行可否が WM 容量の安定性を示す重要な指標となる[5]．

まとめ

　WM は複数のシステムからなり，多面的な側面を有する．中央実行系や音韻ループなど WM 機能の脳内基盤に関する報告からも，脳内でのネットワークが WM の安定的な機能をもたらすと考え

られる．WM 容量を測定するとされる様々な課題についても，WM 機能のどのような側面を評価したかについて検討することが，WM 容量を適切に評価するために重要となる．

WM は生活を送るうえで必要な考えや行動を最適に導く認知機能の基礎的な役割を果たす可能性があることからも[1]，WM を適切に評価することは，WM への介入や支援を含めた効果的なリハビリテーションにつながると考える．

文　献

1) 苧阪満里子：もの忘れの脳科学．講談社，2014.
   Summary Working memory に関する最新の認知心理学の知見を丁寧に解説していて，working memory 初心者にも必読の文献である．

2) Atkinson RC, Shiffrin RM：The control of short-term memory, *Sci Am*, **225**, 82-90, 1971.

3) Warrington EK, Shallice T：The selective impairment of auditory verbal short-term memory. *Brain*, **92**：885-896, 1969.

4) Baddeley A, Hitch G：Working memory. Bower GH(ed), The psychology of learning and motivation, Academic Press, 1974.

5) 苧阪満里子：脳のメモ帳　ワーキングメモリ，新曜社，2002.
   Summary 記憶システムの1つである working memory に関する歴史的背景や筆者らが取り組んだ研究成果を解りやすくまとめた文献である．

6) 吉村貴子ほか：失語症患者の聴覚的理解とワーキングメモリ―リスニングスパンテストでの検討―．神経心理学，**21**(1)：58-65，2005.

7) 吉村貴子ほか：言語流暢性課題に現れた認知症のワーキングメモリの特徴―言語流暢性課題にはワーキングメモリの中央実行系が関連する可能性がある―．高次脳機能研，**36**(4)：484-491，2016.
   Summary 神経心理学的症例への評価でよく用いる言語流暢性課題に中央実行系が関与することを明らかにした．

8) Miyake A, Shah P：Model of working memory, Cambridge University Press, 1999.

9) Baddeley A：The episodic buffer：a new component of working memory? *Trends Cogn Sci*, **4**：417-423, 2000.

10) Miller GA：The magical number seven, plus or minus two：Some limits on our capacity for processing information. *Psychol Rev*, **63**：81-97, 1956.

11) Cowan N：The magical number 4 in short-term memory：A reconsideration of mental storage capacity. *Behav Brain Sci*, **24**：87-185, 2000.

12) Baddeley A：Working memory-Looking back and looking forward. *Nat Rev Neurosci*, **4**：829-839, 2003.

13) Jacquemot C：Is the word-length effect linked to subvocal rehearsal? *Cortex*, **47**(4)：484-493, 2011.

14) Corsi PM：Human memory and the medial temporal region of the brain, pp. 1-78, McGill University, 1972.

15) Petrides M, et al：Functional activation of the human frontal cortex during the performance of verbal working memory tasks. *Proc Natl Acad Sci USA*, **90**, 878-882, 1993.

16) Cohen JD, et al：Temporal dynamics of brain activation during a working memory task. *Nature*, **386**：604-608, 1997.

17) Adler CM, et al：Changes in neuronal activation with increasing attention demand in healthy volunteers：An fMRI study. *Synapse*, **42**：266-272, 2001.

18) Osaka M, et al：The neural basis of individual differences in working memory capacity：an fMRI study. *NeuroImage*, **18**(3)：789-797, 2003.

19) Oberauer K, et al：Working memory capacity-facets of a cognitive ability construct. *Pers Individ Dif*, **29**(6)：1017-1045, 2000.

20) Daneman M, Carpenter PA：Individual differences in working memory and reading. *J Verbal Learning Verbal Behav*, **19**：450-466, 1980.

21) 苧阪満里子，苧阪直行：読みとワーキングメモリ容量．心理学研究，**65**(5)：338-345，1994.

22) 苧阪満里子：高齢者版ワーキングメモリテスト，新曜社，印刷中

23) 目黒祐子ほか：リーディングスパンテストと加齢．苧阪直行(編)，脳とワーキングメモリ，pp. 225-242，京都大学学術出版会，2000.

MB Med Reha **No.246**：49–53, 2020

特集／記憶障害のリハビリテーション診療―私のアプローチ―

記憶障害のリハビリテーション診療の流れ

大沢愛子[*1]　前島伸一郎[*2]

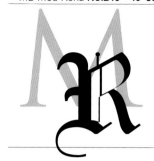

Abstract 記憶は様々な認知機能と関連し，日常生活や社会生活を送るうえで欠かせない機能のうちの1つである．このため，記憶障害のリハビリテーションを実施するためには，記憶についてはもちろんのこと，その他の認知機能についても詳細な評価を実施し，記憶障害の質と重症度，ならびに残存している機能を確実に知ることが大切である．リハビリテーションの実施にあたっては，記憶障害が日常生活や社会生活に与える影響を知り，問題点を把握したうえで，障害された機能と障害されていない機能，あるいは，短期的な目標と長期的な目標などの組み合わせを考慮して治療の計画を立てる必要がある．また，記憶障害のリハビリテーションでは，記憶障害の改善のみにこだわるのではなく，代償手段をうまく利用したり環境調整をはかったりして，日常生活や社会生活における転帰を改善させるよう工夫すべきである．

Key words 記憶障害（memory impairment），リハビリテーション（rehabilitation），評価（assessment），治療（treatment）

はじめに

記憶は，認知した対象や事象，あるいはそれに付随する事項を学習して留めておき，時間軸の中で必要な情報を効率良く的確に使用するために必要な機能である．し忘れ，置き忘れ，約束を守れないなど，記憶障害による症状は，社会生活のみならず日常生活を困難なものとする．記憶障害は，脳卒中患者や外傷性脳損傷患者の高齢化，認知症患者の増加に伴って，その評価やリハビリテーションアプローチの重要性が増している．本稿では，記憶障害に対するリハビリテーションの原則と流れについて概説する．

記憶障害のリハビリテーションの原則

一般に，リハビリテーションでは機能障害の改善と能力的不利の改善を目指す．しかし，記憶障害を含む高次脳機能障害のリハビリテーションでは，治療の目的はやや異なり，機能障害の改善を目指しながらも，それのみに固執することは少ない．なぜなら，麻痺などの運動障害の治療と異なり，高次脳機能障害に対するリハビリテーションの成果が日常生活に汎化することは多くの場合において難しいからである．したがって，記憶障害のリハビリテーションにおいては，記憶機能を直接的に改善させるというよりは，能力障害の軽減に焦点を絞り[1]，記憶障害による生活上の問題をいかに軽減するかということに主眼を置く．International Classification of Functioning, Disability and Health（ICF）[2]の概念でも述べられているが，疾病に起因する機能障害や身体状況だけでなく，ライフスタイルや価値観などの個人の因

[*1] Aiko OSAWA，〒474-8511 愛知県大府市森岡町7-430 国立研究開発法人国立長寿医療研究センター認知行動科学研究室，室長／リハビリテーション科，医長
[*2] Shinichiro MAESHIMA，金城大学，学長

表 1. Japan Coma Scale

R：Restlessness(不穏)，I：Incontinence(尿失禁)，A：Apallic state
(失外套状態)or Akinetic mutism(無動無言)．
例えば，30R または 30 不穏，20I または 20 失禁として表す．

```
0．意識清明
Ⅰ．覚醒している
    1．大体意識清明だが今ひとつはっきりしない
    2．見当識障害がある
    3．自分の名前，生年月日が言えない
Ⅱ．刺激すると覚醒する
    10．普通の呼びかけで容易に開眼する
    20．大きな声または体を揺さぶることにより開眼する
    30．痛み刺激を加えつつ呼びかけを繰り返すと辛うじて開眼する
Ⅲ．刺激しても覚醒しない
    100．痛み刺激に対して，払いのけるような動作をする
    200．痛み刺激で少し手足を動かしたり顔をしかめる
    300．痛み刺激に全く反応しない
```

（文献 3 より引用）

表 2. Glasgow Coma Scale

正常では E，V，M の合計が 15 点，深昏睡で
はすべてなしの 3 点となる．

1．開眼(eye opening，E)	
自発的に開眼	4
呼びかけにより開眼	3
痛み刺激により開眼	2
なし	1
2．最良の言語反応	
（best verbal response，V)	
見当識あり	5
混乱した会話	4
不適切な発語	3
理解不明の音声	2
なし	1
3．最良運動反応(best motor response，M)	
命令に応じて可	6
疼痛部へ手足を持ってくる	5
逃避反応として四肢を屈曲	4
異常な屈曲運動	3
四肢伸展(徐脳姿勢)	2
なし	1

（文献 4 より引用）

子に人的環境や社会制度などの環境因子を加えて患者の将来像を検討し，活動や社会参加をはかるべくマネジメントすることがリハビリテーションの原則である．

高次脳機能障害患者の場合，自己の状態を適切にモニタリングし，問題点を認識するために必要な認知機能の一部または全体が障害されている．このため病識に乏しいことも特徴で，日常生活における問題の原因が自らの認知機能障害にあることを自覚することは稀であり，評価や治療に難渋することも多い．ヒトの高次脳機能や活動内容は非常に個別性が高く，完全に確立した評価法や治療法があるわけでもない．したがって，治療者は，障害を見つけ出してやろう，治してやろう，という上から目線で患者を診るのではなく，患者の症状を観察させてもらう中からともに学び，問題点を共有しながら，どうにかして日常生活への影響を最小限にする方法を考えていくという視点で治療や支援を実施すべきである．

リハビリテーション処方の前の評価

記憶障害のリハビリテーションは医師の処方に基づいて実施されるが，医師は処方の前に，丁寧かつ的確な評価を実施すべきである．

高次脳機能障害の診察においてまず重要なのは，患者の観察である．頭部や体幹が明らかに右や左を向いている場合は，半側空間無視の可能性

が高く，開眼しているか否か，周囲の状況に注意を払っているか，左右の上下肢を均等に動かしているかなど，観察から評価が始まると考え，まずは患者の状態をじっくりと観察すべきである．

次にもう少し丁寧に覚醒レベルの評価を行う．覚醒レベルの評価として本邦でよく用いられているものに Japan Coma Scale（**表 1**)[3]や Glasgow Coma Scale（**表 2**)[4]がある．これらの評価では，意識の状態を客観的な数値として捉えられ，また大まかな言語機能を含む神経所見の評価にもなるので急性期の現場では有用な評価となる．しかし，これらの評価には「覚醒」と「認識（認知）」の部分が混在している[5]．より詳細な高次脳機能を把握しようとする場合には，患者の状態が全くわからない状態でいきなりそのような評価法を用いるのではなく，まずは，「調子はいかがですか」「ご気分はいかがですか」「ここはどこかわかりますか」「なぜここにいるかわかりますか」「どこか悪いところはありますか」など一般的な質問を行う．その中から，声がした方向に目を向けるか，姿勢を正すか，質問に答えようとするかなどの身体的な反応や，正しく答えられるかなどの言語応答を観察し，見当識を含む意識のレベル，礼節や協調性，言語機能，

表 3. 記憶障害のリハビリテーションで必要なこと

```
1. 治療プランを立てるためにするべきこと
*障害と残存機能を知るための評価:
    記憶障害の詳細(学習可能性, 記憶障害の質と重症度)
    神経症候の詳細(麻痺の程度, 脳神経系の異常, 感覚障害の有無)
    言語機能の詳細(失語症の有無, あればその質と重症度)
    視覚認知の詳細(半側空間無視, 視覚失認の有無, あればその質と重症度)
    注意障害の詳細(覚度, 持続性注意, 分配性注意, 選択性注意の障害の質と重症度)
    意欲の詳細    (抑うつ, アパシーの有無, あればその質と重症度)
    遂行機能の詳細(計画, 行動, 内省, 再計画, 達成, 行動の効率の障害の有無と, あればそ
                の質と重症度)
    知能の詳細    (受傷前, 発症前に獲得していた知的能力全般の評価)
*生活機能・生活能力の評価:
    記憶障害などが ADL, IADL に及ぼす影響の詳細
*予後の推定:
    健忘の期間や記憶障害の内容, 画像評価などによる記憶障害の機序と予後の推定
2. 訓練としてするべきこと
*リハビリテーション治療プランの検討:
    上記評価と予後予測に基づく生活再建のための訓練計画と訓練の順序の決定
    なるべく生活の場に即した環境調整とリハビリテーションの提供
    治療効果のフィードバックと再評価
```

病識の有無などを総合的に判断する.

　急性期には意識障害やせん妄などを伴うことも多いが, 概ね評価が可能な意識レベルが維持されており, 言語の応答も可能であると判断できる場合には, 病院に来るまでの経緯や, 最近の出来事で覚えていること, 有名なニュースなどについて聴取し, 前向き健忘, 後ろ向き健忘の有無について簡単な聴取を行う. また簡便な注意機能の検査として数唱などを行うと良い. 時間が許せば3単語記銘などの検査を実施し, おおよその記憶障害の重症度を評価する. 失語症がなく言語応答が可能であれば, 利き手や矯正歴の有無, 学歴なども聴取しておくと脳機能の側性化や知能レベルを推測しやすい. さらに麻痺や感覚障害, 脳神経症状に加え, 失行や視覚認知などその他の高次脳機能などの評価も必ず実施する. これらの評価を初診時に実施すれば, たとえ画像検査が行われていなくても大まかな病巣の予測が可能であり, その情報は評価やリハビリテーションの指示を行う際に大いに役立つ. もし画像評価が実施されていれば, 残存機能や予後を予測する大きなヒントとなるため, 損傷された部位や, 発症前からあった脳萎縮や無症候性脳梗塞, 微小脳出血などについても確認しておくと良い. しかし, CT や MRI などでは十分描出できない脳病変を, 高次脳機能を詳細に評価することによって検出できる場合も少なくないため[6], あくまでも画像診断は補助的な役割を果たすものとして認識されたい.

記憶障害のリハビリテーションの処方

　どんな訓練にも共通するが, リハビリテーションを実施する前に, 障害されている機能と残存している機能を把握する目的で, まずは評価に関する指示を行う. 機能障害や能力的不利を代償するためにどのような残存機能を使用できるかによって治療の方向性が決まるため, 記憶以外の認知機能の評価も不可欠である(**表3**). このような評価に対して, "訓練ではなく評価ばかりする"と否定的に捉える向きもあるが, 大いなる誤解である. 例えば, 発熱の患者が来院した際に, ろくに診察も評価もせず, 「とりあえず消炎鎮痛薬(解熱剤)を飲んで様子をみましょう」と言われたら, 通常は, 患者自身がその処置を疑問に思い, 医療者を信頼できないと感じるだろう. しかしリハビリテーションにおいては, 記憶障害などの高次脳機能障害の患者に対して, 医師がろくに問診や評価もせず, 「まずはリハビリテーションをやって様子をみましょう」と言うことも多く, 診察も評価もほとんどないままの治療がまかり通っているのが現状である. このような処理の仕方は, リハビ

表 4. 記憶障害のリハビリテーションの方略

```
1. 内的ストラテジーの利用
  ＊残存している顕在記憶の刺激
    a. 意味記憶
    b. 自伝的記憶（個人の意味記憶と特殊な出来事）
    c. エピソード記憶
  ＊残存している潜在記憶を用いた領域特異的な知識の教示
    a. 間隔伸張法
    b. 手がかり消去法
    c. 誤りなし学習法
    d. 手続き記憶の利用
    e. 語頭文字手がかり法
    f. PQRST 法
    g. 視覚イメージ法など
2. 外的ストラテジーの利用
  ＊補助具を用いた対処方法
    a. アナログ的な外的記憶補助具（手帳，ホワイトボード，カレンダーなど）
    b. デジタル的な外的記憶補助具（スマートフォン，電子アラームなど）
3. 環境調整
```

リテーションの質と価値を貶めることになるため，処方医は自らが診察したうえで必要な評価を選定すべきで，療法士は処方に従って評価を実施する中で障害の本質と残存機能を明確にして，さらに追加すべき評価についての議論を行うべきである．

評価が終われば，次にどのようなリハビリテーションが必要かを考える．参考となるリハビリテーションの方略を表4に示す．いずれの方法を選ぶにしても，基本的には，記憶障害が日常生活に及ぼす影響を最小限にすることが治療の大きな目的であるため，病棟での生活についてよく観察し，在宅患者においても家庭での生活や社会生活での失敗あるいは問題行動についてよく聴取し，詳細を知ることが重要である．本人は病識が乏しかったり病状を正しく認識できていなかったりすることも多いため，聴取の際には本人からだけでなく，病棟スタッフや家族や職場の同僚，学校の友達などからの情報が大変有用となる．

問題点が見つかった場合には，幅広く訓練を行うというよりは，どの場面におけるどのような失敗をなくすのか，という課題特異的な訓練を実施し，優先順位の高いものからターゲットを絞ってその方略を考えるほうが効果を得られやすい．この方法は，リハビリテーションの意義を患者に理解してもらいやすく意欲も向上しやすいというメリットがある．一方，全般的な認知機能を賦活したり，集中力やワーキングメモリの基礎となる全般的な注意機能の賦活を狙った認知機能訓練を選択したりする場合もある．これらのいずれを選ぶかは，発症や受傷からの時期，訓練の目的と目標，障害された機能と残存機能の組み合わせなどに配慮して決定する．

いずれにしても，記憶障害のリハビリテーションでは，記憶障害のみを評価や訓練の対象と捉えるのではなく，記憶を修飾する他の認知機能に関する情報が不可欠であり，それらの評価を確実に行うとともに，障害された機能と残存機能や目指すゴールとの組み合わせに配慮して，他の認知機能に関する治療と合わせて実施していくことが望ましい．また，治療の中で，問題点のフィードバックや症状改善のための助言，結果が良くなっていることのポジティブなフィードバックなどを行い[7]，患者や家族との信頼関係を維持しながら，日常生活や社会生活への復帰をはかるための評価とリハビリテーションを実施すべきである．

文 献

1) World Health Organization : International Classification of Functioning, Disability and Health. WHO, 2001.

2) 三村　將, 先崎　章：高次脳機能障害の治療の原則. 山鳥　重ほか（編集）, 高次脳機能障害マエストロシリーズ第1巻　基礎知識のエッセンス, pp. 27-35, 医歯薬出版, 2007.

3) 太田富雄ほか：急性期意識障害の新しい grading とその表現法.（いわゆる 3-3-9 度方式）. 第 3 回脳卒中の外科研究会講演集, pp. 61-69, 1975.

4) Teasdale G, Jennett B：Assessment of coma and impaired consciousness. A practical scale. *Lancet*, **2**：81-84, 1974.

5) 大沢愛子, 前島伸一郎：意識障害. *Clin Neurosci*, **35**(6), 707-711, 2017.

6) 前島伸一郎ほか：高次脳機能障害―検査の進め方. 高次脳機能研, **30**(2)：299-307, 2010.

7) 石合純夫：高次脳機能障害の診療―基礎知識―. 高次脳機能障害学, 第 2 版, pp. 1-21, 医歯薬出版, 2012.

MB Med Reha **No.246** : **54-59**, 2020

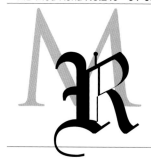

記憶障害に対する訓練

繁野玖美[*1]　三村　將[*2]

Abstract　記憶障害は，単に記憶機能にとどまらない，いわば人生にかかわる問題である．訓練を行う際には，包括的なリハビリテーションの枠組みで考えることが重要となる．記憶機能の訓練には，記憶の回復を目指す機能再建的アプローチと代償手段の活用を目指す機能代償的アプローチがある．訓練では，初期からこの2つを並行して導入していく．

現時点での推奨レベルの高い訓練方法としては，記憶の代償手段を活用する訓練，外的な代償方法の使用，誤りなし学習法，グループ訓練が挙げられている．本稿では，臨床の場でよく用いられる，環境調整，外的補助手段，誤りなし学習と能動的参加，障害への気づきを高める訓練について，事例を交えながら概説する．記憶障害のある人が何か不全感を抱きながら日々を送っていることは想像に難くない．ゆっくりかかわることが基本である．

Key words　記憶障害(memory impairments)，環境調整(environmental management strategies)，外的補助手段(external compensations)，誤りなし学習法(errorless learning)

記憶障害とは

記憶障害は，単に記憶機能にとどまらず，毎日の生活や家族とのつながり，家庭や地域での役割，就労，家計，感情面などにまで影響を及ぼす，いわば人生にかかわる問題である．

これは国際生活機能分類(ICF)の枠組みで考えると理解しやすい．ICFでは，障害を人が「生きることの困難さ」と捉えて，マイナス面よりも生活機能というプラス面に着目し，生命・生活・人生の3レベルで理解する[1]．記憶障害のある人であれば**図1**のようになる．

記憶障害に対する訓練の原則

訓練を行う際には，機能レベルにとどまらない包括的なリハビリテーションの枠組みで考えるこ

とが重要となる[2]．Wilsonは倫理的，効果的，かつ，個人にとって意味のあるリハビリテーションを行うための原則として次の6つを挙げている．① 最大限のサポートを受けられる訓練環境を提供する，② 意味のある，機能的に適切なリハビリテーション目標を設定する，③ 情報や理解の共有化をはかる，④ 感情と行動を理解するために心理学的介入を適用する，⑤ 代償的方略とスキルの再訓練を通して認知障害に対応する，⑥ 家族や介護者と密にかかわる，である[3]．

また，記憶障害のある人の多様なニーズに対して，1つの理論やモデルだけでは対応できない．Wilsonは認知リハビリテーションの包括的なモデルに，認知機能モデル(models of cognitive functioning)，感情と心理社会的モデル(emotional and psychosocial models)，行動モデル

[*1] Kumi SHIGENO, 〒156-0043 東京都世田谷区松原6-37-10　世田谷区立保健センター専門相談課高次脳機能障害相談支援担当
[*2] Masaru MIMURA, 慶應義塾大学医学部精神・神経科教室

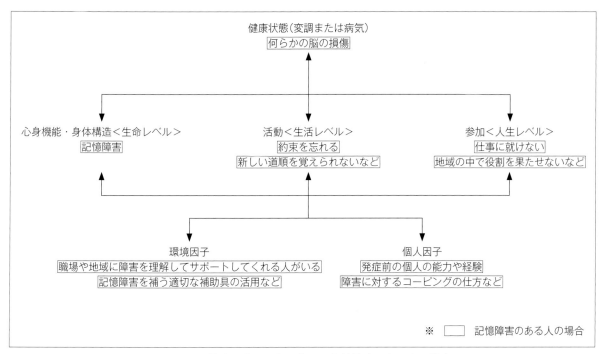

図 1. ICF の構成要素間の相互作用＜記憶障害のある人の場合＞

表 1. 記憶障害に対して推奨される訓練

訓練方法	対象者	目的と内容	推奨レベル
記憶の代償手段を使いこなす訓練	頭部外傷・脳卒中後の軽度記憶障害のある人	展望記憶の改善のため，記憶術（視覚的イメージや関連づけなど）や外的補助手段（メモリーノートや電子機器など）の活用練習を行う．	標準的な訓練
	頭部外傷後の軽度記憶障害のある人	日課を忘れずに実行するため，記憶術や外的補助手段の活用練習を行う．	
外的な代償方法の使用	頭部外傷・脳卒中後の重度記憶障害のある人	機能的活動に直接対応する外的な代償方法を活用する．	指針的な訓練
誤りなし学習法	頭部外傷後の重度記憶障害のある人	限定されたスキルや知識を学習するため，誤りなし学習法を使う．	選択的な訓練
グループ訓練	頭部外傷・脳卒中後の記憶障害のある人	展望記憶の改善や日課を実行するための情報を思い出すため，グループ訓練を用いる．	選択的な訓練

※Class I（前方視的，無作為，対照試験）7 文献，Class II（前方視的，無作為でない対照試験，後方視的，無作為でない対照試験）7 文献，Class III（単一症例，多層ベースライン）6 文献より
※標準的な訓練：確実に有効な訓練　指針的な訓練：ほとんど確実に有効な訓練　選択的な訓練：おそらく有効な訓練
（文献 4 より一部改変して転載）

（behavioral models）などの複数の異なる理論やモデルを統合する試みを行っている[3]．

エビデンスのある訓練

Cicerone らは文献レビューを行い，現時点での推奨レベルの高い記憶の訓練方法をまとめている[4]（**表 1**）．Lemoncello らは，23 名の頭部外傷後の成人を対象に，予定された時刻に家庭用テレビ上に視聴覚的なリマインダーを提示する television assisted prompting（TAP）システムを用いて

課題を達成できるかを調べた．その結果，TAP を使用した群に有意な効果がみられた[5]．また，O'Neil-Pirozzi らは，内的補助の活用に焦点を当てたグループ訓練の効果を検証した．対象者は 18 歳以上で，頭部外傷後 1 年以上経過している軽度から重度の記憶障害のある 94 名（実験群 54 名，対照群 40 名），リバーミード行動記憶検査（Rivermead Behavioural Memory Test；RBMT）などの記憶検査によって効果判定を行った．結果は，軽度・中等度の人に比べて重度の人にはあまり効果

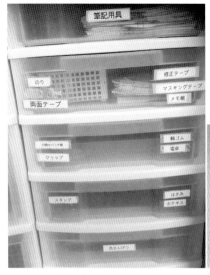
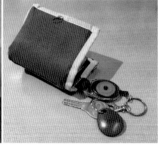

ａ．引き出しにラベルを貼る　　　ｂ．財布に鍵をつける

図 2. 環境調整の例

が得られなかった．また，年齢や受傷前の学歴とは無関係だった[6]．さらに，Lloyd らは 20 名の頭部外傷後の対象者に，ヴァーチャル・リアリティを使って，難易度が等しい 2 つの道順を覚えてもらった．1 つは誤りなし学習によって，もう 1 つは試行錯誤を許した誤りあり学習を用いた．その結果，誤りなし学習のほうが有意に道順を正確に覚えることができた[7]．

訓練の実際

記憶機能の訓練には，大きく記憶の回復を目指す機能再建的アプローチと代償手段の活用を目指す機能代償的アプローチがある．訓練では，初期からこの 2 つのアプローチを並行して導入していく[8]．

本稿では，記憶障害に対する訓練のうち臨床的に活用することの多い，環境調整，外的補助手段の活用，誤りなし学習と能動的参加，障害への気づきを高める訓練について述べる．

1．環境調整

環境調整とは，意図的な努力が少なくても必要な情報にアクセスしやすい環境を整備することである．記憶障害のある人であれば，ルーティンの週間スケジュールを作ることによって毎日の予定を確認する必要性を減らす．引き出しにラベルを貼ることによって物の置き場所を覚えなくてす

む，常に携帯する財布に鍵をとりつけておくことで鍵を失くさないようにするなどが環境調整の例である（**図 2**）．記憶障害が重度な人ほど有用である．

2．外的補助手段の活用

記憶を補う補助手段は，内的補助と外的補助に分類される．内的補助とは視覚イメージ法，言語的仲介法，PQRST 法などの記憶術を指す．

外的補助とは記憶を補うメモリーノート，道順表などの補助具を指す．これらを使いこなせれば，生活のしにくさを改善することができる．**表 2**に外的補助手段の例を示す．訓練をするうえで重要なことは，本人の症状や生活歴，環境などに適した外的補助手段を選択すること，それを活用する場を明確にすること，そして，その必要性を本人に認識してもらうことである．

【**症例1**】A 氏：50 歳代，男性．小学校 2 年生のときに軽トラックの荷台から転落し受傷．当時，高次脳機能障害の診断は受けなかったが，本人によれば「勉強が覚えられなかった」「いつも眠くて欠伸が止まらなかった」などの症状があった．高校 3 年生のときに，てんかん発作が起こり服薬を開始した．高校卒業後はコックとして就職したが，調理中に大発作を起こし大火傷を負い退職した．その後もてんかん発作が頻発し脳梁 2/3 切除術を受けた．術後，てんかん発作はおさまったが，

表 2. 外的補助手段の例

外的補助手段	用途など
システム手帳	予定表，やることリスト，住所録，日記などとして使用する
携帯情報端末	
携帯電話	電話だけなく，アラーム，リマインダー，電話帳，ボイスメモなどとして使用する 日付や時間をみる ソーシャル・ネットワーキング・サービスを日記代わりに活用することもできる
カレンダー	予定を確認する
IC レコーダー	作業指示などを録音する
日記	過去の出来事を振り返る
日付けつき腕時計	日付けや時間をみる
アラーム	服薬管理などに使用する
付箋	ちょっとしたメモとして使用する
メモボード	1 つのボードに付箋やメモを貼っておく
ファイル	資料を整理する
電話伝言メモ	伝言するべき項目を漏れなく記入する

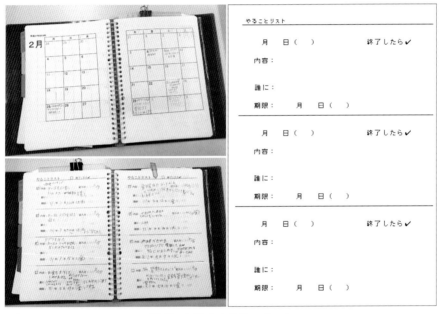

$\frac{a}{b}|c$

図 3. A 氏のメモリーノート
a：予定表
b，c：やることリスト

記憶障害は増悪，40 代後半で高次脳機能障害の診断を受けた．現在は，就労継続支援事業所 A 型にて清掃の仕事に従事している．

障害特性としては，情報量が多いと混乱する，口約束などは忘れやすい，遅刻や忘れ物が多いなどで，注意障害，記憶障害，遂行機能障害が認められた．

訓練では，予定管理と指示されたことを正確に実行できることを目標にした．当初は，携帯電話などの電子機器のアプリを検討したが，操作手順を覚えることができず，手書きのメモリーノートに変更した．メモリーノートの仕様は B5 判のファイルに予定表，やることリストを綴じただけのものである（**図 3**）．やることリストは，「何を，誰に，いつまでに行うか」を書けるようにした．活用練習は，週 1 回の頻度で，予定表の記入と確認，

生活に必要な「やること」を検討しリストへ記入、翌週に実行できたかを確認した。その結果、予定を忘れたり、指示を勘違いしたりすることが大幅に減り、本人の自信回復につながった。

成功要因は、本人に合わせてメモリーノートの情報量や複雑さを極力減らしたこと、書くべき内容を構造化したこと、そして、同じようにメモリーノートの訓練をしている同僚の姿をみて、「あの人はちゃんとやっている、しっかりやらない自分が恥ずかしい」と本人が必要性を認識したことによると考えられる。

3. 誤りなし学習法と能動的参加

記憶障害のある人にとって、試行錯誤を極力避けることは基本原理である。一般に、「失敗は成功のもと」といわれるように、試行錯誤をすることによって学習は促進される。しかし、記憶障害のある人は、体験した試行錯誤のエピソードから学習できないため、誤りを誤りとして覚えておけない。何度も同じ誤りを繰り返し、自分自身の行為を意識的にモニタリングできないため、環境からの誘発的な「自動的・反射的な」誤りをおかしやすい傾向がある[9]。このため、特に重度の記憶障害のある人では誤りなし学習が原則となる。

【症例2】B氏：40歳代、男性。脳動静脈奇形による脳出血（両側前頭葉に損傷）。身体の麻痺はない。記憶障害は重度で、RBMTはスケールアウト。ADLやIADLは動作的には可能だが、常に他者からの声かけを要した。

B氏に対して、通所施設への単独通所を目的に道順訓練を開始した。自宅から施設まで数回同行し、間違いやすい場所を同定したところ、施設の最寄り駅から施設までの道順で迷うことがわかった。訓練では道順表を手に持ってもらい、誤りやすいポイントの前で声をかけ、道順表の確認を促した。その結果、道順表を自発的に確認できるようになり、単独での通所が可能になった。

しかし、ある日突然、迷うようになった。原因は、最寄り駅で道順表に記載のなかった別の出口から出るようになったためであった。別の出口は他の鉄道路線との連絡通路になっていたため、下車した客のほとんどがそこへ向かって歩く。B氏も自動的に人波に乗り、その出口に向かったと考えられた。その出口を出てからは、そのまま行きつくところまで直進し、これ以上進めない場所に到達すると、自分が迷ったことに気がつき施設に電話をしてきた。その場所から最寄り駅に戻ることはできず、結局、職員が迎えに行った。この誤りが何回か続き、すっかり定着してしまった。

これを修正するのに難渋を極めた。職員が最寄り駅の前駅から電車に乗り込み、下車前に道順表を確認するよう声かけをした。数か月後、自分から確認して再び正しい出口に向かえるようになり、単独通所が再開された。

このエピソードによって、誤りなし学習によって定着したと思ったことも、ちょっとした刺激で崩れてしまう場合があることを知った。迷ったときに自分で修正して辿り着くことができるのか、誰かに助けを求められるのかなどの評価は特に重要だと考える。このためには、あえて間違いを容認することが必要である。地域で生きていくためには、誤っても何とか問題解決できる、生きる知恵やバイタリティーが求められる。なお、B氏のように迷ったときに自分で修正できない場合はGPS機能を使った見守りサービスなどが必要となる。

さて、記憶障害のある人に対する誤りなし学習の研究では、誤りなしに加えて労力あり（エフォートフル：心的労力を負荷して能動的参加を求める条件）であることが重要視されている。ある程度の責任や役割が課せられる状態を作り、記憶障害のある人自らが誤らないように意識することによって学習がより強化される[2]。また、興味関心も重要な要因となる。和田は、前脳基底部損傷による重度の記憶障害のある人に施設の清掃業務をボランティアとして依頼していたときには遅刻や欠席が多くみられたが、正式に雇用し報酬を支払うようになったら遅刻や欠席が全くなくなり予定管理ができるようになったと報告している[10]。

4．障害への気づきを高める訓練

記憶障害があると，出来事や言われたことを記憶できず，つながらない状態に陥る．それと同時に，自分に記憶障害があり対策が必要であるという「気づき」の意識を維持することもできなくなる．Ben-Yishay はこれを記憶断続症(discontinuity)と呼び，小さなメモ帳を持ち歩いてメモする，アラームが鳴るたびに「今何をしていたか」確認する，5W1H を活用して詳細なノートをとるなどの対策を提示している[11]．障害への気づきがないと，外的補助手段を使いこなすことができず，自立した生活を送ることは難しくなる．

障害への気づきを高める訓練として，大森らは，病識欠如を伴う前脳基底部健忘症例と視床性健忘症例に対して，発病に関する知識的情報や季節に関するイベント，直近の訓練場面の動画を用いた「reality orientation & self-awareness video」を視聴する訓練を行った．疾患特性によって改善に差はあるものの，2症例とも病識と前向性記憶が改善し，自ら代償手段の必要性を自覚したと報告している[12]．

セルフアウェアネス(self-awareness)や病識の問題から，記憶障害のある人が何か不全感を抱きながら困惑しつつ日々を送っていることは想像に難くない．追い詰めるような態度は避け，ゆっくりかかわることが基本である．

まとめ

記憶障害に対する訓練では，1人ひとりの生活のしにくさに目を向けて，現実的で実現可能性の高い目標設定とプログラム立案とその実施が重要である[2]．また，回復には数年単位の時間がかかるため，本人や家族を中心とした，市民，医療・福祉関係者，行政の職員などの連携体制をつくることも重要となる[13]．

文　献

1) 上田　敏：ICF：国際障害分類と高次脳機能障害. 高次脳機能研，**24**：244-252，2004.
　Summary　ICF の概念が，いかに高次脳機能障害のある人に対する理解とマネージメントに役立つものであるかを論じた.

2) 三村　將ほか：記憶障害のリハビリテーションのあり方. 高次脳機能研，**23**：181-190，2003.

3) Wilson B：A Memory Rehabilitation：Integrating theory and practice, Guilford Press, 2009.

4) Cicerone KD, et al：Evidence-based Cognitive Rehabilitation：Systematic Review of the Literature From 2009 Through 2014. *Arch Phys Med Rehabil*, **100**：1515-1533, 2019.
　Summary　文献レビューから，記憶障害，遂行機能障害などに対する推奨レベルの高い認知リハビリテーションの方法を明らかにしている.

5) Lemoncello R, et al：A randomaised controlled crossover trial evaluating Television Assisted Prompting(TAP)for adults with acquired brain injury. *Neuropsycho Rehabil*, **21**：825-846, 2011.

6) O'Neil-Pirozzi TM, et al：A controlled treatment study of internal memory strategies(I-MEMS) following traumatic brain injury, *J Head Trauma Rehabil*, **25**：43-51, 2010.

7) Lloyd J, et al：Errorless learning of novel routes through a virtual town in people with acquired brain injury. *Neuropsychol Rehabil*, **19**：98-109, 2009.

8) 原　寛美：記憶障害のリハビリテーション. *Brain Nerve*, **70**：829-840，2018.

9) 矢野円郁：記憶のリハビリテーションにおけるエラーレス・ラーニング法に関する理論的考察. 中京大学心理学研究科・心理学部紀要，**9**：57-70，2010.

10) 和田敏子：話そう・語ろう…認知症のこと・障害のこと・私，家族の私も，友達のわたしも(口述)，パートナーセンター設立準備会，2019.

11) 立神粧子：前頭葉機能不全　その先の戦略～Rusk 脳損傷通院プログラムと神経心理ピラミッド～，医学書院，2010.

12) 大森智裕ほか：前脳基底部健忘症，および視床性健忘症例に対する「reality orientation & self-awareness video」を用いた認知リハビリテーション. 高次脳機能研，**36**：276-285，2016.

13) 長谷川　幹：総論—ケアリングコミュニティの実現に向けて. 地域リハ，**6**：484-487，2011.

病院と在宅をつなぐ
脳神経内科の
摂食嚥下障害
―病態理解と専門職の視点―

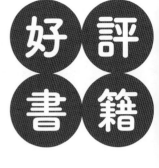

評 好
籍 書

 編著 **野﨑 園子**

関西労災病院 神経内科・リハビリテーション科 部長

2018年10月発行　B5判　156頁
定価（本体価格 4,500円＋税）

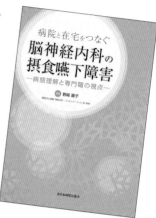

「疾患ごとのわかりやすい病態解説＋13の専門職の視点からの解説」
在宅医療における脳神経内科の患者の摂食嚥下障害への介入が丸わかり！さらに、Q&A
形式でより具体的な介入のコツとワザを解説しました。在宅医療に携わるすべての方に
お役立ていただける一冊です！

Contents

全日本病院出版会　〒113-0033 東京都文京区本郷 3-16-4　Tel:03-5689-5989
www.zenniti.com　Fax:03-5689-8030

MB Med Reha **No.246**：61-66, 2020

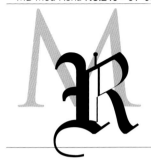

日常記憶のリハビリテーション ―その具体的方法―

太田信子*

Abstract 日常記憶の問題は場所や移動，顔と名前，会話，展望記憶，自伝的出来事において日常生活の障害の原因となる．当事者とその周囲の人々に物理的な損失，誤解や信用の喪失などの不利益や心理的なストレスをもたらす．日常記憶の問題とその対応についての理解が必要である．日常記憶の障害は長期にわたることが多く，機能訓練や代償手段の獲得や環境調整による適応的アプローチを通して継続的な実施が望まれる．維持期において脳外傷友の会，家族会，小規模作業所やグループホームなどで行う集団訓練はピア・カウンセリングとして心理面への効果が期待される．介護保険制度や身体障害者手帳取得などの社会資源を活用して，社会適応や参加を継続して支援をすることが重要である．

Key words 日常記憶（everyday memory），社会的不利（handicap），適用的アプローチ（adaptive approach），集団訓練（group therapy）

はじめに

高次脳機能障害において記憶障害は多く出現する機能低下の1つである．日常生活で必要とされる記憶機能は日常記憶（everyday memory）といわれ，その問題は様々な行動障害の原因となる[1]．一方，日常記憶の問題は入院の環境下では顕在化しにくく，見過ごされることが少なくない[2]．このような背景から，日常記憶に対する十分な理解が重要である．本稿では，日常記憶の内容とそれにかかわる要因，および日常記憶の問題から生じる社会的不利を取り上げる．さらに介入時期ごとの対応のポイント，利用できる社会資源などから支援の方法について解説する．

日常記憶とは

1．日常記憶の内容と特徴

日常記憶とは建物などの場所の名前，顔と名前，会話，展望記憶，自伝的記憶などである[3]．

動機づけや気分など，記銘時に用いる情報の内容など主体的関与が大きく，外部環境すなわちメモ，地図，時計やタイマーなどの事物，さらには他者の役割の影響を受ける．日常記憶の特徴には建物や顔，そして出来事の情景など視覚性素材の重要性が高いこと，会話における話し手の意図や出来事の文脈など言語として明確に陳述されない情報を伴うこと，必要なときに予定を思い出すなど想起が状況依存的であること，喜怒哀楽や好き嫌いなどの感情や情動を伴うことが挙げられ，視覚認知機能と見当識が日常記憶を補助するとされる[4]．また，人の名前と顔のように，言語性と視覚性の情報が複合したものもある．臨床においても従来の言語性や視覚性といった記憶検査の結果と日常記憶機能の乖離がしばしば認められる．このように日常記憶は，従来の記憶の枠組みのみでは捉えることができない記憶機能である．

2．日常記憶の機能の要因

日常記憶の内容とそれに関連する要因を示

---

* Nobuko OTA，〒 701-0193 岡山県倉敷市松島 288　川崎医療福祉大学リハビリテーション学部言語聴覚療法学科，准教授

す[3)5]．

1）物の記憶

日常生活において，物は単独ではなくそれに応じた場所に存在し，物の記憶は置かれた場所の情報の影響を受ける．置き場所と物との関連をわかりやすくする工夫が役立つ．また，情報が正確でなくても，普段見慣れた物は再認できる．見慣れない非典型的な対象や出来事は，予測可能な日常的なものよりよく記憶される．

2）場所の記憶

ある場所や移動に関する記憶機能は認知地図と呼ばれる．自己を中心とした単一の経路（ルートマップ）の反復学習から，自己の位置とは無関係な複数の場所の位置関係や複数の経路（サーヴェイマップ）へと再体制化される．移動する際の位置と方位に関するナビゲーション機能は方位とランドマークに関する記憶に依存する．

3）顔と名前の記憶

対人関係の出発点となる機能であり，再び会ったときに挨拶や会話から円滑な人間関係を築くことができる．顔の記憶は容姿だけでなく，声や言動の特徴，名前，エピソードと結びついている．これらの情報に何らかの言語的な解釈をして記憶，検索する．自身と同じ人種，年齢層，性別の顔は記憶されやすく，45°斜めの向きや笑顔のほうが真顔や驚き，嫌悪の表情よりも再認されやすい．

一方，日常において顔の再認はできても，名前が想起できないことが多い．検索には視覚情報（顔），意味情報（個人情報），言語情報（名前）の順序があり，顔と名前の恣意性が高いことが理由に挙げられる．

4）会話の記憶

意味的情報の他に文脈，話し手の意図，聞き手の期待など，言語外の補足的情報が含まれる．文脈との相互作用が高く，明示的な会話情報ほど正確に記憶される．

5）展望記憶

将来の予定や約束を覚えて，あるタイミングで自発的に思い出して，遂行する記憶である[6]．定期的な服薬，期限のある仕事，帰宅途中の買い物，誕生日プレゼントの準備，知人に会ったときにお礼を言うなどがある．展望記憶をうまく機能させることができて初めて，安定した日常生活や他者とのコミュニケーションを確保できるとされる[7]．

展望記憶の想起には2つの要素があり，手がかりの情報から想起のタイミングに気づく「存在想起」と，何をするかを想起する「内容想起」である．この自発的想起には展望記憶活動の計画，および現在と未来の活動とのモニタリング機能に記憶と遂行機能が関連するとされる．時間経過やある時刻をきっかけに想起する時間ベース課題と，タイマーのアラームなどある出来事をきっかけに想起する事象ベース課題に分けて検討すると，時間ベース課題で認知的処理が深い．そのため，日常生活では事象ベース課題に変更して対応する場合もある．メモ，手帳，タイマーなどの外的記憶補助を使用すると想起の確実性が高くなる．

展望記憶の失敗は，し忘れである．一方，意図した行為をし誤るアクションスリップとは区別される．後者は高度に習熟した自動的で無意識に遂行される行為において，過去と現在の行為もしくはこれから実行する計画のモニターの失敗から生じる．

6）自伝的記憶

経験した出来事の記憶であり，想起には体験の再現，イメージと情緒が伴う．情緒的で驚異的かつ重要な出来事ほど頻繁にリハーサルされ，体制化される．関連性が高く時間的に近接する内容は同じ文脈から検索され，行為の手がかりは場所や時間の情報よりも有効である．

7）偶発的記憶

憶えることを意図しない場面での記憶であり，目撃情報の再現は警察や法廷において極めて重要である．元の情報は新しい情報に統合されると，区別ができなくなる．また，情報の正確さは，明るさ，見た角度，距離，目撃した時間の長さなどの影響を受ける．また，情動的なストレスによっ

表1. 日常記憶障害の症状

・数分前に自分の言ったことを忘れて同じことを言う
・自分のしたことを忘れる
・物を置き忘れて失くす
・会話や会議の中で言われたことや話し合いの経過を忘れるため会話がちぐはぐになる
・一度決まったことを蒸し返す
・約束が守れない
・仕事が実行できない
・次にすることを思い出せないために適切な行動をとることができない

（文献2より）

表2. 記憶障害者の日常生活場面での
行動観察評価項目

スタッフの名前を記憶する
スタッフの顔を記憶する
訓練時間を覚えている
日課表を覚えている
出来事をメモできる
メモ帳を活用する
時計を用いて行動する
カレンダーを利用する
日誌をつける（指示なしで）
自分の病室・トイレを記憶している
訓練室まで1人で行くことができる
通院が1人で可能
公共交通機関を利用できる
自分の持ち物の管理ができる
内服薬の管理ができる
整容を進んで行う
何をすべきか計画を立てることができる

（文献11より）

て注目された対象や他者への伝達行為は細部を精緻化する．また，含意（暗に意味するだけの証言）と断定は混同されやすい．

8）見当識

見当識は他者とかかわる日常生活に適応するための基本的認知機能である．時間（日付け，季節，一日のうちの時間），場所（自己の居場所），人物（自分の名前，年齢など自己の同定）の順に障害される．意識障害の指標にもなるが，時間と場所の見当識障害は記憶障害を反映することが多く，特に高齢者や軽度認知機能低下では問題となる．

日常記憶の障害による社会的不利

日常記憶の問題によって生じる行動障害を**表1**に示す[2]．これらの原因が日常記憶の障害と相手に理解されない場合，対人関係に影響する．例を挙げると，会話時に以前言ったことを繰り返したり，決めたことを蒸し返したりすると，相手は違和感を覚える．記憶に問題がある人は，メタ認知の低下が少なくない．メタ認知とは自身の記憶能力に対する内省的知識である．記憶の問題に対して内省しないことは性格や，やる気の問題と誤解され，社会的信用の喪失を招く．また，服薬や通院のし忘れは生命にかかわり，物理的損失を招くこともある．また記憶の問題に直面した場合，不安や自信喪失，人と接する場合に緊張状態に陥りやすい．このように，日常記憶の問題は周囲に心理的ストレスをもたらし，当事者は社会的に孤立しやすいとされる．日常記憶の問題を理解することが極めて重要である．

日常記憶の評価

評価には面接，検査，行動の観察と質問紙による評価がある．

1．面接

日常の出来事や見当識の聞き取りや日記の内容の確認から評価する．

2．検査

リバーミード行動記憶検査（Rivermead Behavioral Memory Test；RBMT）[8]は生態学的妥当性が高い日常記憶の評価法である．記憶課題には言語的項目，視覚的・空間的項目が設定され，時間的分類からは展望記憶の課題が含まれる．展望記憶の評価は，時間ベース課題と事象ベース課題が含まれる The Cambridge Prospective Memory Test（CAMPROMPT）[9][10]がある．メモの記載と参照を許可することから，記憶ストラテジーの適応について情報が得られる．

3．行動の観察

行動の観察によるチェックリストを**表2**に示す[11]．この評価の結果はRBMTの成績との関連が確認されている．

4．質問紙

記憶障害に関する認識，すなわちメタ記憶の情報は質問紙から得られる．標準化された日常記憶

表3. 日常記憶チェックリスト（EMC）

		評価年月日：	年 月 日

氏名：＿＿＿＿＿＿＿＿＿＿＿＿＿

年齢：＿＿＿＿＿歳　性別：　男・女　　評価者：＿＿＿＿＿＿

記入法：最近1カ月間の生活の中で，以下の13項目がどのくらいの頻度であったと思いますか．右の4つ（全くない，時々ある，よくある，常にある）の中から最も近いものを選択して，その数字を○で囲んで下さい．

		全くない	時々ある	よくある	常にある
1	昨日あるいは数日前に言われたことを忘れており，再度言われないと思い出せないことがありますか？	0	1	2	3
2	つい，その辺りに物を置き，置いた場所を忘れてしまったり，物を失くしたりすることがありますか？	0	1	2	3
3	物がいつもしまってある場所を忘れて，全く関係のない場所を探したりすることがありますか？	0	1	2	3
4	ある出来事が起こったのがいつだったかを忘れていることがありますか？（例：昨日だったのか，先週だったのか）	0	1	2	3
5	必要な物を持たずに出かけたり，どこかに置き忘れて帰ってきたりすることがありますか？	0	1	2	3
6	自分で「する」と言ったことを，し忘れることがありますか？	0	1	2	3
7	前日の出来事の中で，重要と思われることの内容を忘れていることがありますか？	0	1	2	3
8	以前に会ったことのある人たちの名前を忘れていることがありますか？	0	1	2	3
9	誰かが言ったことの細部を忘れたり，混乱して理解していることがありますか？	0	1	2	3
10	一度，話した話や冗談をまた言うことはありますか？	0	1	2	3
11	直前に言ったことを繰り返し話したり，「今，何を話していましたっけ」などと言うことはありますか？	0	1	2	3
12	以前，行ったことのある場所への行き方を忘れたり，よく知っている建物の中で迷うことがありますか？	0	1	2	3
13	何かしている最中に注意をそらす出来事があった後，自分が何をしていたか忘れることがありますか？	0	1	2	3

得点	／39点

（文献8より）

チェックリスト（Everyday Memory Checklist；EMC）[8]（**表3**）では，13の設問を0（全くない）～3（常にそうである）の4段階で回答する．当事者および家族や介護者，リハビリテーション担当者の評価を比較し問題点を明らかにする[12]．メタ記憶は代償手段の必要性の理解に重要である．

日常記憶の訓練[2][13]

実際の日常記憶の能力と環境が要求する記憶の能力との隔たりを調整し，日常生活への適応を目的とする．一般的に脳損傷者の記憶障害の回復は比較的初期に限定される．また，訓練において筋肉のように記憶機能を鍛えることは困難であるばかりか，訓練によって自信喪失などの二次的障害が生じる可能性があり，時期に応じたアプローチが重要となる．

急性期から亜急性期には評価や行動観察から日常記憶の問題を特定し，当事者と家族，そしてスタッフに情報提供を行い，日常生活上の対処の方法を共有する．この時期には自立を向上させる訓練を行う．具体的には，生活場面の自然なやり取りから見当識，リハビリテーションの内容や病棟

での過ごし方，家族の面会などのエピソードを確認する．重度に記憶機能が低下している場合は，スタッフから名前や担当内容を伝え，行動の直前に説明を繰り返して対応する．

回復期には自立を促すアプローチを増やす．具体的には，日課表を作成して時間を決めて自主的な予定管理，日記やメモリーノートを記載してエピソードの振り返り，訓練室や病棟内のある場所へ移動ができるよう支援する．スモールステップで実施し，スタッフ間で情報共有を行い，声掛けの方法やタイミングなどのアプローチを統一しておく．その後，代償手段の獲得方法を検討し，自らが環境を利用して生活する習慣を獲得させる．外的記憶補助を利用した成功体験を強化して，代償手段の必要性に対して動機づけを行う．

維持期においては，退院時に継続した支援が行えるよう，家族や支援機関に対して日常記憶の問題に関する情報を提供する．経過が長い場合には，日常生活上の問題に即した対応が行えるよう，定期的に問題点のフォローアップを行う．

具体的な訓練の方法について示す．

1．適応的アプローチ

日常生活の中で必要な内容を訓練課題に取り上げ，環境を調整して日常生活上の制限を改善し，環境への適応を促進する方法である．

新しい情報を記憶する場合，誤反応を顕在的に覚えていなくても潜在的に記憶している場合があり，誤反応の修正は難しいことから，最初から正答を覚える誤りなし学習とする．また，歩行や身体動作などの動作の手順や習慣は，反復練習により自動化し，手続き記憶として獲得させる．

2．グループ訓練

記憶機能の維持や改善だけでなくピア・カウンセリングによる心理面へのサポートの意義が大きい．ピア・カウンセリングとは心理的な支援方法であり，なんらかの共通点をもつグループの中で，対等な立場で仲間からのサポートを感じる場にいることで，効果的な援助や悩みを解決につなげていく機能がある[14]．グループ訓練の課題には

代償手段の適用，注意障害がある場合には直接的介入，および社会的技能訓練課題がある．継続的な動機づけや自信の回復，障害の受容などの効果も期待できる．

3．環境調整

物理的環境，生活全般，コミュニケーションの3つの側面に対して記憶への負担が少ない環境を作る[2]．

物理的環境について，名札の使用，物の置き場所を決める，戸棚にラベルを貼る，家電製品に操作手順を貼る，予定をカレンダーに書き込む，行動の順序を書き出して完了したらチェックするなどがある．

生活全般については，生活パターンや日課を決めて規則正しい生活をする，予定の変更は最小限にする．展望記憶では，時間ベースの活動を事象ベースに変更することで，活動を行うことを容易にすることができる(例，定時の内服を食後の内服に変更)．

コミュニケーションでは，周囲に効率的なコミュニケーション方法の理解と対応を求める．具体的には，最初に周囲の人から名前や役割を告げる，要点を簡潔に伝える，大切な話題を繰り返す，説明や指示は紙に書き目につく場所に置く，メモに書き参照するなどがある．

4．代償手段の利用

内的補助手段では名前と顔のイメージを結びつける方法がある．一方，外的補助手段の使用が一般的である．メモやカレンダー，日記などの書き込み式のもの，ICレコーダやPC，スマートフォンアプリに入力して出力するもの，地図やナビゲーションシステムがある．展望記憶では予定のリマインダーに自動配信のメール，メモやカレンダーの参照，誰かに覚えておいてもらうなどがある．展望記憶では自発的にタイミングを想起するにはセイリエンスが高い補助が有効で，アラーム機能が用いられる．遂行内容の想起には参照可能なメモなどの記憶媒体が有効である．利用しやすい代償手段の条件は，携帯性があり，日常で使

えるもの，検索，閲覧，編集，複写やリピートが可能なもの，価格，操作性などである．本人にとって使いやすく，補完する機能に合った補助手段を選択する．また，上記の代償手段を使いこなせるようになるために，時間をかけて丁寧に対応しなければならない．

5．社会資源の利用

日常記憶の障害は長期にわたることが多く，社会的支援が継続的に実施されることが望まれる．発症や受傷から比較的初期には原因疾患に対する医学的治療や機能回復訓練などの医療サービスが主体となる．その後，回復期から維持期には生活面に対する支援サービスに移行する．高次脳機能障害では，医療機関，社会福祉施設，行政機関，労働関係機関などのネットワークを利用する．支援コーディネーターが中心となり，障害者自立支援法に基づいて相談事業を展開し，継続的なサポートを行う[14]．社会的・経済的制約に対する行政的な支援には，介護保険制度や身体障害者手帳を取得して受けられる福祉サービスがある．また，当事者と家族は脳外傷友の会，家族会，小規模作業所やグループホームに参加して，ピア・カウンセリングを受けることができる．また，家族会による講演会の開催は，当事者の社会的支援のニーズに対して啓蒙活動となり，地域における支援体制構築の意義は大きいとされる．

日常記憶の障害に対して治療的，人的，物理的，環境的資源を利用して生活の質を向上させる支援の継続が望まれる．

文 献

1) Wilson BA：The assessment, evaluation and rehabilitation of everyday memory problems, Psychology Press, 2014.
2) 綿森淑子ほか：記憶障害のリハビリテーション―その具体的方法―. *Jpn J Rehabil Med*, **42**：313-319, 2005.
3) 西本武彦：日常記憶. 高野陽太郎（編），認知心理学 2-記憶, pp. 225-225, 東京大学出版会, 1995.
   Summary 心理学と認知心理学のレビューから日常記憶を解説.
4) 今村 徹：アルツハイマー病の記憶障害―日常記憶の障害を中心に. *Brain Nerve,* **70**：795-802, 2018.
5) 高橋雅延ほか：日常記憶. 太田信夫ほか（編），現代科学の認知心理学 2 記憶と日常, pp. 208-235, 北大路書房, 2011.
6) 梅田 聡ほか：展望的記憶の研究の理論的考察. 心理学研究, **69**, 317-333, 1998.
7) 梅田 聡：展望記憶とその障害. *Brain Medical*, **26**：25-29, 2014.
8) 綿森淑子ほか：日本版リバーミード行動記憶検査（RBMT），千葉テストセンター, 2002.
   Summary 本邦で標準化された日常記憶の評価法.
9) Wilson BA, et al：The Cambridge Prospective Memory Test. Thames Valley Test Company, 2005.
10) 太田信子ほか：The Cambridge Prospective Memory Test 日本版の標準化と信頼性に関する研究. 高次脳機能研, **33**：339-346, 2013.
   Summary 本邦で標準化された展望記憶の評価法.
11) 原 廣美ほか：記憶障害のリハビリテーション. 江藤文夫ほか（編），高次脳機能障害のリハビリテーション Ver. 2, pp. 211-217, 医歯薬出版, 2004.
12) 数井裕光ほか：日本版リバーミード行動検査チェックリストの有用性の検討. *Brain Nerve*, **55**, 317-325, 2003.
13) 綿森淑子（監訳）：記憶障害患者のリハビリテーション, 医学書院, 1997.
   Summary 日常記憶の評価，リハビリテーションの解説書.
14) 飯田亜希子ほか：失語症と高次脳機能障害に対する社会支援体制. 鹿島晴雄ほか（編），よくわかる失語症セラピーと認知リハビリテーション, pp. 615-621, 永井書店, 2008.

MONTHLY BOOK
MEDICAL REHABILITATION

最新増大号

これでナットク！
摂食嚥下機能評価のコツ

No.240
2019年9月
増大号

編集／青柳陽一郎 （藤田医科大学准教授）

定価 （本体価格 4,000 円＋税）

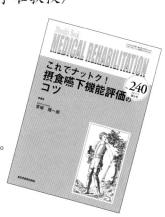

Monthly Book
MEDICAL REHABILITATION
これでナットク！
摂食嚥下機能評価の
コツ
240
編集主幹
青柳 陽一郎

治療は評価なくしては成り立たない。

問診、スクリーニング、栄養評価から機器を用いた評価まで
摂食嚥下に関連するあらゆる評価法を網羅！ 実際の評価を
踏まえたケーススタディも付いた充実の内容となっております。
これから嚥下臨床に携わろうと思っている方から、
もう一度嚥下機能評価を勉強したい方にもオススメです。
ぜひ臨床のおともにこの一冊！

目　次

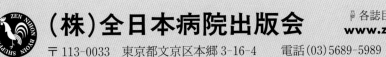

（株）全日本病院出版会

📖 各誌目次がご覧いただけます！
www.zenniti.com

〒 113-0033　東京都文京区本郷 3-16-4　　　電話（03）5689-5989　　　FAX（03）5689-8030

第 43 回日本嚥下医学会総会
ならびに学術講演会

学会名：The 43rd Annual Meeting of the Society of
Swallowing and Dysphagia of Japan
会　期：2020 年 3 月 14 日（土）・15 日（日）
会　場：学術総合センター（一橋講堂）
〒 101-8439　東京都千代田区一ツ橋 2-1-2
TEL：03-4212-3900
テーマ：嚥下医学の和
会　長：倉智　雅子（国際医療福祉大学成田保健医療学
部言語聴覚学科）
Ｈ　Ｐ：http://www.gakkai.co.jp/enge43/index.html
参加費：10,000 円（当日受付のみ）
※ポストコングレスセミナー【3 月 15 日（日）午後】へ
の参加は別途参加費が必要です．
本学会に参加登録されている方：1,000 円
本学会に参加登録されていない方：3,000 円
お問い合わせ先
＜事務局＞
国際医療福祉大学　成田保健医療学部　言語聴覚学科
〒 286-8686　千葉県成田市公津の杜 4 丁目 3
＜運営事務局＞
株式会社学会サービス
〒 150-0032　東京都渋谷区鶯谷町 7-3-101
TEL：03-3496-6950
FAX：03-3496-2150
E-mail：enge43@gakkai.co.jp

第 7 回日本サルコペニア・
悪液質・消耗性疾患研究会

会　期：2020 年 4 月 11 日（土）
会　場：横浜市教育会館
大会長：蘆野吉和（鶴岡市立荘内病院　参与）
Ｈ　Ｐ：http://www.mtoyou.jp/jscw7/index.html
お問い合わせ先：
＜運営事務局＞
株式会社メディカル東友　コンベンション事業部
〒 243-0012　神奈川県厚木市幸町 9-10　第 2 ファー
メルビル 2 階
TEL：046-220-1705　FAX：046-220-1706
E-mail：jscw7@mtoyou.jp

リハ栄養フォーラム 2020

＜福岡＞
日　時：4 月 18 日(土)12：30～16：30
場　所：JR 博多シティ 9 階 JR 九州ホール
定　員：600 名
募集開始：1 月 17 日(金)
＜盛岡＞
日　時：4 月 26 日(日)12：30～16：30
場　所：いわて県民情報交流センター アイーナ 会議室 804
定　員：280 名
募集開始：1 月 24 日(金)
＜岡山＞
日　時：5 月 10 日(日)12：30～16：30
場　所：岡山コンベンションセンター イベントホール
定　員：360 名
募集開始：2 月 10 日(月)
＜東京＞
日　時：5 月 24 日(日)10：00～16：30
場　所：よみうりホール
定　員：1,000 名
募集開始：2 月 10 日(月)
＜大阪＞
日　時：6 月 21 日(日)12：30～16：30
場　所：新大阪丸ビル別館 会議室 10 階
定　員：360 名
募集開始：3 月 19 日(木)
＜名古屋＞
日　時：7 月 4 日(土)12：30～16：30
場　所：東建ホール・丸の内
定　員：360 名
募集開始：4 月 3 日(金)
＜郡山＞
日　時：7 月 12 日(日)12：30～16：30
場　所：郡山商工会議所 6 階中ホール A
定　員：150 名
募集開始：4 月 10 日(金)

受講料
・福岡，盛岡，岡山，大阪，名古屋，郡山 各会場 3,000 円(税込)
・東京会場 4,000 円(税込)
お申込み：下記 Web サイトよりお申し込みください。
URL：https://www.e-toroku.jp/rihaeiyo2020/

第 31 回日本末梢神経学会学術集会

会　期：2020 年 9 月 11 日(金)，12 日(土)
会　場：ホテルスプリングス幕張
　　　　〒 261-0021 千葉県千葉市美浜区ひび野 1-11
　　　　TEL：043-296-3111
会　長：桑原　聡(千葉大学大学院医学研究院 脳神経内科学)
テーマ：煌めく末梢神経学の未来をめざして
演題募集期間：2020 年 2 月 6 日～4 月 9 日(延長いたしません)
特別講演：Peter C Amadio(Mayo Clinic)「Entrapment Neuropathy」
特別講演：Ivo van Schaik(University of Amsterdam)「CIDP」
　　　　　　　　　　以上，演題名は仮題です.
教育講演：Common disease としての末梢神経疾患，超音波による末梢神経の微細形態学，iPS 細胞を用いた神経疾患病態解明と創薬
特別企画：末梢神経学会の 31 年
シンポジウム：末梢神経再生と機能再建，炎症性末梢神経疾患のトピックス，末梢神経疾患と脊椎・脊髄疾患の接点，手根管症候群の病態を多面的に考える

厚生労働省セッション，産業医学講座，学会賞候補セッション，メディカルスタッフ・レジデント実技セミナー，エコー実技セミナー

日本整形外科学会，日本神経学会，日本リハビリテーション医学会，日本手外科学会，日本形成外科学会，日本臨床神経生理学会，産業医の専門医認定更新単位申請を予定しております.

詳細は HP においてお知らせいたします：http://jpns31.umin.jp/index.html

第 31 回日本末梢神経学会学術集会運営事務局：
株式会社サンプラネット メディカルコンベンション事業部
〒 112-0012　東京都文京区大塚 3-5-10
　　　　　　　住友成泉小石川ビル 6 階
TEL：03-5940-2614　FAX：03-3942-6396
E-mail：jpns31@sunpla-mcv.com

FAXによる注文・住所変更届け

改定：2015年1月

毎度ご購読いただきましてありがとうございます．

読者の皆様方に小社の本をより確実にお届けさせていただくために，FAXでのご注文・住所変更届けを受けつけております．この機会に是非ご利用ください．

◇ご利用方法

FAX専用注文書・住所変更届は，そのまま切り離してFAX用紙としてご利用ください．また，注文の場合手続き終了後，ご購入商品と郵便振替用紙を同封してお送りいたします．**代金が5,000円をこえる場合，代金引換便とさせて頂きます．**その他，申し込み・変更届けの方法は電話，郵便はがきも同様です．

◇代金引換について

本の代金が5,000円をこえる場合，代金引換とさせて頂きます．配達員が商品をお届けした際に，現金またはクレジットカード・デビットカードにて代金を配達員にお支払い下さい(本の代金＋消費税＋送料)．（※年間定期購読と同時に5,000円をこえるご注文を頂いた場合は代金引換とはなりません．郵便振替用紙を同封して発送いたします．代金後払いという形になります．送料は定期購読を含むご注文の場合は頂きません）

◇年間定期購読のお申し込みについて

年間定期購読は，1年分を前金で頂いておりますため，代金引換とはなりません．郵便振替用紙を本と同封または別送いたします．送料無料，また何月号からでもお申込み頂けます．

毎年末，次年度定期購読のご案内をお送りいたしますので，定期購読更新のお手間が非常に少なく済みます．

◇住所変更届けについて

年間購読をお申し込みされております方は，その期間中お届け先が変更します際，必ずご連絡下さいますようよろしくお願い致します．

◇取消，変更について

取消，変更につきましては，お早めにFAX，お電話でお知らせ下さい．

返品は，原則として受けつけておりませんが，返品の場合の郵送料はお客様負担とさせていただきます．その際は必ず小社へご連絡ください．

◇ご送本について

ご送本につきましては，ご注文がありましてから約1週間前後とみていただきたいと思います．お急ぎの方は，ご注文の際にその旨をご記入ください．至急送らせていただきます．2〜3日でお手元に届くように手配いたします．

◇個人情報の利用目的

お客様から収集させていただいた個人情報，ご注文情報は本サービスを提供する目的(本の発送，ご注文内容の確認，問い合わせに対しての回答等)以外には利用することはございません．

その他，ご不明な点は小社までご連絡ください．

株式会社　全日本病院出版会　〒113-0033 東京都文京区本郷 3-16-4-7 F
電話 03(5689)5989　FAX03(5689)8030　郵便振替口座 00160-9-58753

FAX 専用注文書

ご購入される書籍・雑誌名に○印と冊数をご記入ください

5,000 円以上代金引換

○	書　籍　名	定価	冊数
	足関節ねんざ症候群―足くびのねんざを正しく理解する書―　**新刊**	¥5,500	
	読めばわかる！臨床不眠治療―睡眠専門医が伝授する不眠の知識―	¥3,300	
	骨折治療基本手技アトラス―押さえておきたい 10 のプロジェクト―	¥16,500	
	グラフィック リンパ浮腫診断―医療・看護の現場で役立つケーススタディ―	¥7,480	
	足育学　外来でみるフットケア・フットヘルスウェア	¥7,700	
	四季を楽しむビジュアル嚥下食レシピ	¥3,960	
	病院と在宅をつなぐ 脳神経内科の摂食嚥下障害―病態理解と専門職の視点―	¥4,950	
	ここからスタート！睡眠医療を知る―睡眠認定医の考え方―	¥4,950	
	髄内釘による骨接合術―全テクニック公開，初心者からエキスパートまで―	¥11,000	
	カラーアトラス　爪の診療実践ガイド	¥7,920	
	睡眠からみた認知症診療ハンドブック―早期診断と多角的治療アプローチ―	¥3,850	
	肘実践講座　よくわかる野球肘　肘の内側部障害―病態と対応―	¥9,350	
	医療・看護・介護で役立つ嚥下治療エッセンスノート	¥3,630	
	こどものスポーツ外来―親もナットク！このケア・この説明―	¥7,040	
	野球ヒジ診療ハンドブック―肘の診断から治療，検診まで―	¥3,960	
	見逃さない！骨・軟部腫瘍外科画像アトラス	¥6,600	
	パフォーマンス UP！　運動連鎖から考える投球障害	¥4,290	
	医療・看護・介護のための睡眠検定ハンドブック	¥3,300	
	肘実践講座 よくわかる野球肘　離断性骨軟骨炎	¥8,250	
	これでわかる！スポーツ損傷超音波診断 肩・肘＋α	¥5,060	
	達人が教える外傷骨折治療	¥8,800	
	ここが聞きたい！スポーツ診療 Q & A	¥6,050	
	見開きナットク！フットケア実践 Q & A	¥6,050	
	高次脳機能を鍛える	¥3,080	
	最新　義肢装具ハンドブック	¥7,700	
	訪問で行う 摂食・嚥下リハビリテーションのチームアプローチ	¥4,180	

バックナンバー申込（※ 特集タイトルはバックナンバー 一覧をご参照ください）

❀メディカルリハビリテーション(No)

No_____　　No_____　　No_____　　No_____　　No_____

No_____　　No_____　　No_____　　No_____　　No_____

❀オルソペディクス(Vol/No)

Vol/No_____　Vol/No_____　Vol/No_____　Vol/No_____　Vol/No_____

年間定期購読申込

❀メディカルリハビリテーション　　　　No.　　　　　から

❀オルソペディクス　　　　Vol.　　No.　　から

TEL：　　（　　　）　　　　　FAX：　　（　　　）

ご住所	〒		
フリガナ			診療科目
お名前		要捺印	

FAX 03-5689-8030 全日本病院出版会行

全日本病院出版会行

FAX 03-5689-8030

年　月　日

住 所 変 更 届 け

お 名 前	フリガナ	
お客様番号		毎回お送りしています封筒のお名前の右上に印字されております8ケタの番号をご記入下さい。
新お届け先	〒　　　　　都 道 　　　　　　　府 県	
新電話番号	（　　　　　　）	
変更日付	年　　月　　日より	月号より
旧お届け先	〒	

※ 年間購読を注文されております雑誌・書籍名に✓を付けて下さい。

☐ Monthly Book Orthopaedics （月刊誌）

☐ Monthly Book Derma. （月刊誌）

☐ 整形外科最小侵襲手術ジャーナル （季刊誌）

☐ Monthly Book Medical Rehabilitation （月刊誌）

☐ Monthly Book ENTONI （月刊誌）

☐ PEPARS （月刊誌）

☐ Monthly Book OCULISTA （月刊誌）

FAX 03-5689-8030

全日本病院出版会行

Monthly Book Medical Rehabilitation
バックナンバー在庫

2020 年　年間購読のご案内

年間購読料　40,150 円（消費税込）

年間 13 冊発行

（通常号 11 冊・増大号 1 冊・増刊号 1 冊）

送料無料でお届けいたします！

各号の詳細は弊社ホームページでご覧いただけます.
☞ www.zenniti.com/

※各号定価（本体価格 2,500 円＋税）（増刊・増大号を除く）

編集主幹：宮野佐年　医療法人財団健貢会総合東京病院
　　　　　　　　　　リハビリテーション科センター長
　　　　　水間正澄　医療法人社団輝生会理事長
　　　　　　　　　　昭和大学名誉教授

No.246　編集企画：
　大沢愛子　国立長寿医療研究センター医長

Monthly Book Medical Rehabilitation　No.246

2020 年 3 月 15 日発行　（毎月 1 回 15 日発行）
定価は表紙に表示してあります.
Printed in Japan

発行者　　末　定　広　光
発行所　　株式会社　全日本病院出版会
〒 113-0033 東京都文京区本郷 3 丁目 16 番 4 号 7 階
　　　電話　（03）5689-5989　Fax（03）5689-8030
　　　郵便振替口座 00160-9-58753

印刷・製本　三報社印刷株式会社　　　電話（03）3637-0005
広告取扱店　㈱日本医学広告社　　　　電話（03）5226-2791

ⓒ ZEN・NIHONBYOIN・SHUPPANKAI, 2020

・本誌に掲載する著作物の複製権・翻訳権・上映権・譲渡権・公衆送信権（送信可能化権を含む）は株式会社
　全日本病院出版会が保有します.
・JCOPY ＜（社）出版者著作権管理機構　委託出版物＞
　本誌の無断複写は著作権法上での例外を除き禁じられています. 複写される場合は, そのつど事前に,（社）出版
　者著作権管理機構（電話 03-5244-5088, FAX 03-5244-5089, e-mail: info@jcopy.or.jp）の許諾を得てください.
・本誌をスキャン, デジタルデータ化することは複製に当たり, 著作権法上の例外を除き違法です. 代行業者等
　の第三者に依頼して同行為をすることも認められておりません.